全国中等医药卫生职业教育"十二五"规划教材

病原生物与免疫学基础

（供护理、助产、农村医学、药剂等专业用）

主　编　宫晓波（哈尔滨市卫生学校）
副主编　何海明（甘肃省临夏州卫生学校）
　　　　杨秀华（抚顺市卫生学校）
　　　　张晓红（郑州市卫生学校）

U0307590

中国中医药出版社
·北　京·

图书在版编目（CIP）数据

病原生物与免疫学基础／宫晓波主编．—北京：中国中医药出版社，
2013.8（2023.1重印）
全国中等医药卫生职业教育"十二五"规划教材
ISBN 978-7-5132-1496-4

Ⅰ.①病… Ⅱ.①宫… Ⅲ.①病原微生物－中等专业学校－教
材②免疫学－中等专业学校－教材 Ⅳ.① R37 ② R392

中国版本图书馆 CIP 数据核字（2013）第 129418 号

中 国 中 医 药 出 版 社 出 版
北京经济技术开发区科创十三街 31 号院二区 8 号楼
邮政编码　100176
传真　010 64405721
万卷书坊印刷（天津）有限公司印刷
各地新华书店经销
＊
开本 787×1092　1/16 印张 12.5　字数 274 千字
2013 年 8 月第 1 版　　2023 年 1 月第 5 次印刷
书号　ISBN 978-7-5132-1496-4
＊
定价　39.00 元
网址　www.cptcm.com

全国中等医药卫生职业教育"十二五"规划教材

《病原生物与免疫学基础》编委会

主　　编　宫晓波（哈尔滨市卫生学校）

副 主 编　何海明（甘肃省临夏州卫生学校）

　　　　　杨秀华（抚顺市卫生学校）

　　　　　张晓红（郑州市卫生学校）

编　　委　（以姓氏笔画为序）

　　　　　江志勇（佛山市南海区卫生职业技术学校）

　　　　　李　卓（西安市卫生学校）

　　　　　周　园（沈阳医学院附属卫生学校）

　　　　　钟伟华（镇江卫生学校）

　　　　　原　英（哈尔滨市卫生学校）

　　　　　盛亚琳（黄山职业技术学校）

学术秘书　原　英（哈尔滨市卫生学校）

前　言

　　"全国中等医药卫生职业教育'十二五'规划教材"由中国职业技术教育学会教材工作委员会中等医药卫生职业教育教材建设研究会组织，全国120余所高等和中等医药卫生院校及相关医院、医药企业联合编写，中国中医药出版社出版。主要供全国中等医药卫生职业学校护理、助产、药剂、医学检验技术、口腔修复工艺专业使用。

　　《国家中长期教育改革和发展规划纲要（2010－2020年)》中明确提出，要大力发展职业教育，并将职业教育纳入经济社会发展和产业发展规划，使之成为推动经济发展、促进就业、改善民生、解决"三农"问题的重要途径。中等职业教育旨在满足社会对高素质劳动者和技能型人才的需求，其教材是教学的依据，在人才培养上具有举足轻重的作用。为了更好地适应我国医药卫生体制改革，适应中等医药卫生职业教育的教学发展和需求，体现国家对中等职业教育的最新教学要求，突出中等医药卫生职业教育的特色，中国职业技术教育学会教材工作委员会中等医药卫生职业教育教材建设研究会精心组织并完成了系列教材的建设工作。

　　本系列教材采用了"政府指导、学会主办、院校联办、出版社协办"的建设机制。2011年，在教育部宏观指导下，成立了中国职业技术教育学会教材工作委员会中等医药卫生职业教育教材建设研究会，将办公室设在中国中医药出版社，于同年即开展了系列规划教材的规划、组织工作。通过广泛调研、全国范围内主编遴选，历时近2年的时间，经过主编会议、全体编委会议、定稿会议，在700多位编者的共同努力下，完成了5个专业61本规划教材的编写工作。

　　本系列教材具有以下特点：

　　1. 以学生为中心，强调以就业为导向、以能力为本位、以岗位需求为标准的原则，按照技能型、服务型高素质劳动者的培养目标进行编写，体现"工学结合"的人才培养模式。

　　2. 教材内容充分体现中等医药卫生职业教育的特色，以教育部新的教学指导意见为纲领，注重针对性、适用性以及实用性，贴近学生、贴近岗位、贴近社会，符合中职教学实际。

　　3. 强化质量意识、精品意识，从教材内容结构、知识点、规范化、标准化、编写技巧、语言文字等方面加以改革，具备"精品教材"特质。

　　4. 教材内容与教学大纲一致，教材内容涵盖资格考试全部内容及所有考试要求的知识点，注重满足学生获得"双证书"及相关工作岗位需求，以利于学生就业，突出中等医药卫生职业教育的要求。

　　5. 创新教材呈现形式，图文并茂，版式设计新颖、活泼，符合中职学生认知规律及特点，以利于增强学习兴趣。

　　6. 配有相应的教学大纲，指导教与学，相关内容可在中国中医药出版社网站

（www. cptcm. com）上进行下载。本系列教材在编写过程中得到了教育部、中国职业技术教育学会教材工作委员会有关领导以及各院校的大力支持和高度关注，我们衷心希望本系列规划教材能在相关课程的教学中发挥积极的作用，通过教学实践的检验不断改进和完善。敬请各教学单位、教学人员以及广大学生多提宝贵意见，以便再版时予以修正，使教材质量不断提升。

中等医药卫生职业教育教材建设研究会

中国中医药出版社

2013 年 7 月

编写说明

　　《病原生物与免疫学基础》是由中国职业技术教育学会教材工作委员会中等医药卫生职业教育教材建设研究会组织编写的"全国中等医药卫生职业教育'十二五'规划教材"之一。本教材以"全国中等职业教育教学改革创新工作会议"精神为指导，以学生为中心，根据以就业为导向、以能力为本位、以岗位需求为标准的原则进行编写。注重针对性、适用性和实用性，突出体现"四贴近"，即贴近学生现状、贴近执考要求、贴近社会需要、贴近岗位需求。可供护理、助产、农村医学、药剂、营养与保健、康复技术、口腔修复工艺等专业使用。

　　本教材具有以下特点：一是新颖性，采用四色印刷，使形态学内容更加形象、逼真，符合中职学生阅读特点，以提高学生学习兴趣；二是时效性，加入当前最新的知识内容，如H7N9型流感病毒内容，更新知识体系，做到与时俱进；三是拓展性，增加了学生感兴趣的知识内容，以知识拓展模块的形式展现，既避免知识内容冗长、重点不够突出的情况，又开阔学生视野，提高可读性。

　　本教材分上篇、下篇和附篇三部分。上篇为病原生物学部分，包括微生物和寄生虫两项内容，共13章；下篇为免疫学基础部分，共8章；附篇是实验指导内容，共5项实验。

　　本教材由全国9所学校10名专业教师参与编写。蔺淑芳老师为本书的内容进行了把关和指导；学术秘书原英在沟通、整理及插图方面做了大量工作；于钧香老师对书稿进行了汇总，并同邹凡老师对本教材进行了校对。在此对他们的辛勤付出表示感谢！由于编者能力、水平有限，难免有缺点、疏漏和不足之处，敬请同行和广大读者提出宝贵意见，以便再版时修订，使之日臻完善。

《病原生物与免疫学基础》编委会

2013年7月

目 录

上篇 病原生物学

第一章 微生物概述

在自然界和日常生活中，我们能够看见动物、植物等生命现象，但你是否知道还有一类我们用肉眼看不见的生物，它们与我们生产和生活息息相关，不可缺少，非常重要。它们是一群非常微小的生物，人们把它们叫做微生物。

  知识要点

1. 微生物、病原微生物的概念及种类。
2. 微生物与人类的关系。

一、微生物的概念及种类

微生物是存在于自然界中一类肉眼不能直接看见，必须借助光学显微镜或电子显微镜放大几百倍、几千倍，甚至几万倍，才能观察到的微小生物的总称。它们具有个体微小、结构简单、繁殖迅速、种类繁多、分布广泛、容易变异等特点。

根据结构组成的不同，微生物分为三种类型：

1. **非细胞型微生物** 非细胞型微生物是最小的一类微生物，能通过滤菌器，无完整的细胞结构和产生能量的酶系统，必须在活细胞内增殖，如病毒。

2. **原核细胞型微生物** 原核细胞型微生物有原始的核，无核膜、核仁，缺乏完整的细胞器，如细菌、支原体、衣原体、立克次体、螺旋体和放线菌。

3. **真核细胞型微生物** 真核细胞型微生物细胞核分化程度高，有核膜、核仁，细胞器完整，如真菌。

二、微生物与人类的关系

微生物在自然界分布极为广泛，空气、水、土壤、人和动物的体表以及与外界相通的腔道中都有种类不同、数量不等的微生物存在。自然界中的绝大多数微生物对人类和动植物是有益的，有些是必需的。它们参与自然界的物质循环，如空气中的大量氮气只有依靠固氮菌等作用后，才能被植物吸收和利用；土壤中的微生物能将动、植物中的有机蛋白质转化为无机含氮化合物，供植物生长需要。没有微生物，植物就不能进行新陈代谢，人和动物也将无法生存。在工业方面，微生物应用于食品发酵、石油、纺织、化工、制革、冶金、垃圾无害化处理、污水处理等行业；在农业方面，利用微生物生产细菌肥料、植物生长激素或生物农药杀虫剂；在医药工业中，可利用微生物生产抗生素、维生素和辅酶等；在环境保护工程中，可用微生物来分解污水中的酚、有机磷、氰化物，还原水中汞等有毒物质以保护环境；在基因工程技术中，用微生物作为基因载体，生产白细胞介素、胰岛素等生物制品。

自然界中也有少数微生物可引起人或动植物的病害，这些具有致病作用的微生物称为病原微生物。

医学微生物学主要研究与医学有关的病原微生物的生物学特性、致病性与免疫性、微生物学检查方法及防治原则等，以控制和消灭感染性疾病及与之有关的免疫性疾病，达到保障和提高人类健康水平的目的。

知识拓展

知道微生物的故事吗?

大约在32亿年以前，微生物就已经无声无息地生活在我们的星球上了。1648年，16岁的列文虎克利用工作之余，制成了一架能放大266倍的显微镜，并用来观察雨水、井水、污水、齿垢，发现了数不清的各种形态的微小生物。

列文虎克看到的微小生物，正是千百年来和人类生活休戚相关的细菌。然而，当时列文虎克并不了解这一发现的重要意义，只是亲切地把它们称为"小动物"。又过了100多年，法国的科学家巴斯德第一个完整地揭开了细菌奥秘。他发现细菌同人类健康和日常生活的关系十分密切。

随着科学的发展，光学显微镜可放大到2000倍以上，电子显微镜、质子显微镜的放大倍数从1万倍发展到了10万倍、几十万倍，微生物世界的奥秘逐渐被人类认知了。

同步训练

1. 微生物分为_____、_____、_____、_____、_____、_____、_____、_____种。
2. 具有致病作用的微生物称_____。
3. 举例说明微生物与人类的关系。

第二章　细菌的形态与结构

细菌是一类具有细胞壁与核质的单细胞微生物。个体微小，结构简单，无成形的细胞核，无完整的细胞器，属原核细胞型微生物。在一定的环境条件下，细菌的形态和结构相对稳定。

 知识要点

1. 细菌的大小和形态。
2. 细菌的基本结构与特殊结构。
3. 革兰染色的意义。

第一节　细菌的大小与形态

细菌和其他微生物一样，体积微小、结构简单。必须借助于显微镜才能看到。

一、细菌的大小

细菌的个体微小，需要借助显微镜来观察，通常以微米（μm）作为测量单位。不同种类的细菌大小不一，同一种细菌也因菌龄和环境因素的影响而有差异。多数球菌的直径为 1μm，中等大小的杆菌长 2 ~ 3μm，宽 0.3 ~ 0.5μm。

二、细菌的形态

细菌的基本形态有球形、杆形和螺形三种，根据其基本形态将细菌分为球菌、杆菌、螺形菌三大类（图 2-1）。

（一）球菌

菌体呈球形或近似球形。根据分裂的平面和分裂后排列的方式不同，可分为：

1. 双球菌　菌体沿一个平面分裂，分裂后两个菌体成双排列，如脑膜炎奈瑟菌。
2. 链球菌　菌体沿一个平面分裂，分裂后多个菌体呈链状排列，如乙型溶血性链球菌。
3. 葡萄球菌　菌体沿多个不规则的平面分裂，分裂后菌体呈葡萄状排列，如金黄色葡萄球菌。

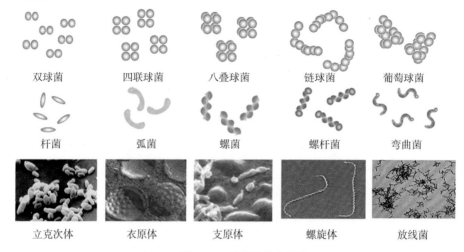

双球菌　　　四联球菌　　　八叠球菌　　　链球菌　　　葡萄球菌

杆菌　　　　弧菌　　　　螺菌　　　螺杆菌　　　弯曲菌

立克次体　　　衣原体　　　支原体　　　螺旋体　　　放线菌

图 2-1　细菌的基本形态

（二）杆菌

菌体呈杆状或近似杆状。不同种类的杆菌其大小、长短、粗细、菌体两端的形状及菌体排列方式有所不同。

1. 球杆菌　菌体呈长椭圆形，如布氏杆菌。
2. 棒状杆菌　菌体一端或两端膨大呈棒状，如白喉棒状杆菌。
3. 分枝杆菌　菌体呈分枝生长趋势，如结核分枝杆菌。
4. 链杆菌　菌体呈链状排列，如炭疽芽胞杆菌。

（三）螺形菌

菌体弯曲，可分为两类：

1. 弧菌　菌体短小，有一个弯曲，呈弧状或逗点状，如霍乱弧菌。
2. 螺菌　菌体较长，有多个弯曲，如鼠咬热螺菌。

知识拓展

细菌形态之谜

细菌为何会有不同的形态，一直是科学界的谜团。印第安大学的科学家回答了其中一种细菌：新月柄杆菌的外形和功能上的问题。

新月柄杆菌是一种无毒的单细胞水生生物，经常出现在河流、小溪或自来水中。由于长年累月经受着水流的冲力，所以有很强的黏力。研究人员发现，这种细菌可以利用柄状部位吸收营养物质。新月柄杆菌的柄状部位如同天线的一部分，可以放大周围环境中存在有机磷酸盐的信息，狭窄的柄状部位可以增加细胞体积，使接踵而来的营养素扩散至细胞主体。这是人类第一次证明细菌的形态与其本身的功能有关的例子。

第二节　细菌的结构

细菌虽然个体非常微小，但也有稳定的结构，细菌不但有基本结构而且还有特殊结构。

一、细菌的基本结构

细菌的基本结构即所有细菌都具有的结构，包括细胞壁、细胞膜、细胞质和核质（图 2-2）。

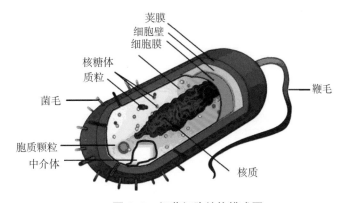

图 2-2　细菌细胞结构模式图

（一）细胞壁

细胞壁是位于细菌最外层的结构，包绕在细胞膜周围，是坚韧而富有弹性的膜状结构。用革兰染色法可将细菌分成两大类，即革兰阳性菌（G^+）和革兰阴性菌（G^-）。两类细菌细胞壁的结构和化学组成有明显差异（表 2-1）。

1. 革兰阳性菌细胞壁的结构　革兰阳性菌细胞壁较厚，由磷壁酸和肽聚糖组成。磷壁酸是革兰阳性菌重要的表面抗原，与细菌的致病性有关。肽聚糖是革兰阳性菌细胞壁的主要成分，又称黏肽。肽聚糖层数多，15 ~ 50 层，含量高，占细胞壁干重的50% ~ 80%。青霉素能干扰肽聚糖合成，溶菌酶能裂解肽聚糖，从而使菌体裂解。因此，青霉素和溶菌酶对革兰阳性菌有杀灭作用。

2. 革兰阴性菌细胞壁的结构　革兰阴性菌细胞壁较薄，由肽聚糖和外膜组成。肽聚糖含量少，只有 1 ~ 3 层，占细胞壁干重的 10% ~ 20%。外膜是革兰阴性菌细胞壁的主要结构，占细胞壁干重的 80%，从内向外依次为脂蛋白、脂质双层和脂多糖三层。脂多糖为革兰阴性菌的内毒素，与细菌的致病性有关。因有外膜的保护，革兰阴性菌对青霉素和溶菌酶不敏感。

由于革兰阳性菌和革兰阴性菌细胞壁结构有显著差异，从而导致这两类细菌在染色性、免疫原性、致病性和对药物的敏感性等方面区别很大。

3. 细胞壁的功能　细胞壁的主要功能有：①维持细菌固有的形态，并保护细菌抵抗低渗的外环境。②参与细胞内外物质的交换。③携带多种抗原决定基，可以诱发机体的免疫应答。④革兰阴性菌细胞壁上的脂多糖是具有致病作用的内毒素，与细菌致病性有关。

4. L型细菌　细胞壁受损的细菌，在高渗环境中仍可生存，则称为细菌细胞壁缺陷型或L型。

表 2-1　革兰阳性菌与革兰阴性菌的细胞壁比较

细胞壁	革兰阳性菌	革兰阴性菌
强度	较坚韧	较疏松
厚度	厚，20～80nm	薄，10～15nm
肽聚糖层数	多，可达50层	少，1～3层
肽聚糖含量	高，占细胞壁干重50%～80%	低，占细胞壁干重10%～20%
磷壁酸	有	无
外膜	无	有
青霉素、溶菌酶	敏感	不敏感

（二）细胞膜

细胞膜是位于细胞壁内侧紧密包绕在细胞质外面的一层具有半透性的生物膜。主要化学成分为脂质、蛋白质及少量多糖。

细胞膜的主要功能有：①参与细胞内外物质交换。②参与细菌的呼吸过程。③与细菌的生物合成有关。④与细菌的能量产生和利用有关。

（三）细胞质

细胞质是细胞膜包裹的溶胶状物质，由水、蛋白质、脂类、核酸、少量糖和无机盐组成。细胞质内含有多种酶系统，是细菌新陈代谢的主要场所。细胞质内含有许多重要结构。

1. 核糖体　又称核蛋白体，由RNA和蛋白质组成。核糖体是细菌合成蛋白质的场所。有些抗生素如链霉素、红霉素，能与细菌核糖体结合，干扰蛋白质合成而导致细菌死亡，此类抗生素对人体核糖体无影响。

2. 质粒　质粒是细菌细胞质中染色体以外的遗传物质，为环状闭合的双股DNA分子。主要功能有：①携带遗传信息，控制细菌某些特定的遗传性状。②能进行自我复制，并随细菌的分裂转移到子代细胞中。③还可通过接合或转导方式在细菌间传递。

医学上重要的质粒有F质粒、R质粒等，分别与细菌性菌毛生成、耐药性形成有关。

3. 胞质颗粒　细胞质中含有多种颗粒，多数为细菌储存的营养物质，包括多糖、脂类和多磷酸盐等。比较常见的是异染颗粒，其主要成分是RNA和多偏磷酸盐，嗜碱性强，经染色后颜色明显不同于菌体的其他部位，故称异染颗粒。常见于白喉棒状杆菌，有利于细菌的鉴别。

（四）核质

核质是细菌的遗传物质。细菌是原核细胞型微生物，没有完整的细胞核结构，无核膜和核仁，遗传物质集中于细胞质的某一区域，故称核质或拟核。核质是细菌生长繁殖、遗传变异的物质基础。

知识拓展

细菌的细胞中有没有染色体？

染色体是真核生物细胞核中的一种易被碱性染料染成深色的物质。其由DNA和蛋白质构成，主要成分是DNA。而细菌是原核生物的一种，但这不代表细菌没有DNA，细菌的遗传物质是DNA，只是存在于细菌中的DNA是裸露的，不含蛋白质。在生物学上，把细菌中具有遗传效应的DNA称为核质或拟核。因此，认为细菌有染色体是不正确的。

二、细菌的特殊结构

细菌的特殊结构是某些细菌在一定条件下所特有的结构，包括荚膜、鞭毛、菌毛和芽胞。

（一）荚膜

某些细菌合成并分泌到细胞壁外的一层较厚的黏液性物质，称为荚膜。用普通染色法荚膜不易着色，在菌体周围可见一未着色的透明圈（图2-3）。用特殊的荚膜染色法可将荚膜染成与菌体不同的颜色。荚膜的化学成分为多糖或多肽，与致病性有关。荚膜的形成与环境条件密切相关，一般在人和动物体内或营养丰富的培养基中容易产生。荚膜的功能有：①具有抵抗宿主吞噬细胞的吞噬作用。②能保护细菌免受体内溶菌酶、补体、抗体及抗菌药物的损害。③具有免疫原性，可作为鉴别细菌和分型的依据。④荚膜多糖具有黏附作用。

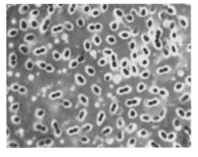

图2-3 细菌的荚膜

（二）鞭毛

鞭毛是某些细菌菌体上附着的细长呈波状弯曲的丝状物。经特殊的鞭毛染色后在普通光学显微镜下可见。根据鞭毛的数量和部位将有鞭毛的细菌分为四类：单毛菌、双毛菌、丛毛菌和周毛菌（图2-4）。

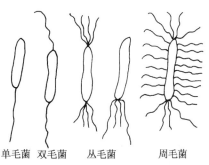

单毛菌 双毛菌 丛毛菌 周毛菌

图2-4 细菌鞭毛的类型

鞭毛的意义：①鞭毛是细菌的运动器官，有鞭毛的细菌能运动。②鞭毛的化学成分是蛋白质，具有较强的免疫原性，通常称为 H 抗原，可用于鉴别细菌。③有些细菌的鞭毛与致病性有关，如霍乱弧菌、空肠弯曲菌等通过鞭毛黏附在肠黏膜上皮细胞上而导致病变的发生。

（三）菌毛

许多革兰阴性菌和少数革兰阳性菌的菌体表面存在的一种比鞭毛短而细直的丝状物，称为菌毛。菌毛与细菌的运动无关，必须在电子显微镜下才能观察到。菌毛分两类：①普通菌毛：遍布菌细胞表面，每个细菌可有数百根，具有黏附作用，与细菌的致病性有关。②性菌毛：比普通菌毛长而粗，中空管状结构，一个细菌只有 1 ~ 4 根，控制细菌耐药性、毒力等性状，某些遗传物质（质粒）可通过性菌毛传递。

（四）芽胞

芽胞是某些细菌在一定的环境条件下，细胞质脱水浓缩，在菌体内形成的一个圆形或椭圆形小体。芽胞折光性强，壁厚，不易着色，需特殊的染色后才能够借助显微镜观察到。芽胞是细菌抵抗不良环境形成的休眠状态，当环境条件适宜时，芽胞又可形成新的菌体。一个细菌只能形成一个芽胞，一个芽胞也只能形成一个菌体，所以芽胞不是细菌的繁殖方式。

芽胞形成的意义：①芽胞的大小、形状、位置等随菌种不同而有所不同，因此可用来鉴别细菌。②芽胞对高温、干燥、化学消毒剂及辐射等理化因素具有强大的抵抗力，如破伤风梭菌的芽胞可耐100℃沸水1小时。故在医疗实践中对医疗器械、敷料、培养基等进行灭菌时，应以杀灭芽胞为标准（图 2-5）。

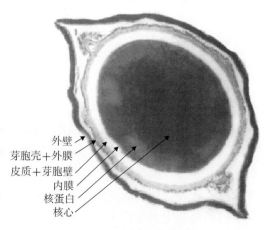

外壁
芽胞壳＋外膜
皮质＋芽胞壁
内膜
核蛋白
核心

图 2-5　细菌芽胞结构图

第三节　细菌的形态检查法

细菌很小，必须借助显微镜才能观察到。那么，我们在用显微镜观察细菌时，标本用不用染色？如果不染色，是否能看到细菌？如果染色，有哪些染色方法？最常用的染色方法是什么？有何重要意义？

一、不染色标本检查法

不染色标本检查法是细菌标本不经染色直接用显微镜可观察活菌的形态和运动情

况。常用普通光学显微镜或暗视野显微镜观察细菌的动力、形态、大小，主要用于观察细菌的动力。常用的方法有悬滴法和压滴法。

二、染色标本检查法

（一）单染色法

只用一种染料对细菌进行染色的方法称为单染色法，细菌被染成一种颜色，如美蓝染色法等。单染色法主要用于观察细菌的大小、形态和排列方式，但不能观察细菌的染色性和结构。

（二）复染色法

用两种或两种以上的染料对细菌进行染色的方法称为复染色法。该染色法可将细菌染成不同颜色，不仅可以观察细菌的大小、形态和排列方式，而且可以鉴别细菌的染色性。最常用的方法是革兰染色法。革兰染色法是由丹麦细菌学家 Hans Christian Gram 于 1884 年建立的。

1.染色步骤　细菌标本涂片固定后，按以下四个步骤进行操作：

（1）初染　用碱性染料结晶紫初染。

（2）媒染　加碘液媒染。

（3）脱色　用 95% 乙醇脱色。

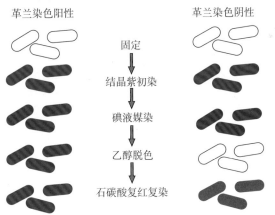

图 2-6　革兰染色法示意图

（4）复染　用稀的石碳酸释复红复染（图 2-6）。

2.染色结果　经染色后可将细菌分为两大类：一类是不被乙醇脱色仍保留紫色为革兰阳性菌（G^+）；另一类是被乙醇脱色后复染成红色为革兰阴性菌（G^-）。

3.革兰染色法的意义　①鉴别细菌：革兰染色法可将细菌分成 G^+ 菌和 G^- 菌两大类，有助于鉴别细菌。②选择药物：G^+ 菌和 G^- 菌对药物敏感性不同，故根据细菌染色性可指导临床选择药物。③分析致病性：大多数 G^+ 菌主要以外毒素致病，而 G^- 菌主要以内毒素致病，内毒素与外毒素的致病机制和临床表现明显不同。

细菌的复染色法中还有抗酸染色法和特殊染色法等。抗酸染色主要用于分枝杆菌的形态检查。特殊染色主要用于细菌的特殊结构如荚膜、芽胞、鞭毛等的观察。

知识拓展

世界上最大的细菌

1997 年 4 月 16 日出版的《科学》报道了有史以来所发现的体积最大的细菌，这种球菌直径平均是 0.1 ~ 0.3mm，最大的可达 0.75mm，是一般球菌直径的 100 ~ 300 倍，因此体积为球菌的百万倍至 3000 万倍。

在 1997 年 4 月，一艘俄罗斯勘探船从非洲纳米比亚的大西洋岸之暗礁中取得一个标本，内有肉眼可见的大细菌，于是德国柏林普朗克海洋微生物研究所的海蒂·舒兹会同西班牙巴塞罗那大学及美国麻州木洞海洋研究所的一群人，将之命名为"纳米比亚硫黄珍珠"。

同步训练

2. 按细菌的形态不同将细菌分为_____、_____和_____。

3. 细菌的基本结构有_____、_____、_____、_____。

4. 细菌的特殊结构有_____、_____、_____、_____。

5. 在医疗实践中对医疗器械、敷料、培养基等进行灭菌时，应以杀灭_____为标准。

6. 说出革兰染色的结果及意义。

第三章　细菌的生长繁殖、遗传与变异

细菌和其他生物一样，需要从外界环境中摄取营养物质，合成自身组成成分，同时获得能量，进行新陈代谢及生长繁殖。细菌的生长繁殖与环境条件关系密切，当环境条件适宜时，细菌的生长繁殖及代谢旺盛；当环境条件不利时，细菌的生长受到抑制，从而导致细菌发生变异或死亡。

 知识要点

1. 细菌生长繁殖的条件。
2. 细菌合成代谢产物及其意义。
3. 细菌在液体培养基中的生长现象。

第一节　细菌的生长繁殖

新陈代谢及生长繁殖是生命物质的基本特征。如果我们要培养细菌，就必须提供细菌生长繁殖所需要的条件。

一、细菌生长繁殖的条件

（一）营养物质

细菌生长繁殖所需的营养物质包括水、含碳化合物、含氮化合物、无机盐类。有些细菌还需要生长因子。生长因子是某些细菌生长所必需而自身又不能合成的有机化合物，主要是 B 族维生素、某些氨基酸、嘌呤和嘧啶等。

（二）酸碱度

大多数病原菌最适宜的酸碱度为 pH 7.2 ~ 7.6。个别细菌，如霍乱弧菌在 pH 8.4 ~ 9.2 碱性条件下生长最适宜，而结核杆菌则需 pH 6.5 ~ 6.8 的弱酸性条件下生长最好。

（三）温度

病原菌最适宜的生长温度与人体正常体温一致，为37℃。

（四）气体

细菌生长繁殖需要的气体主要是氧气和二氧化碳。根据细菌对氧的要求不同，可将细菌分为四类：①专性需氧菌：必须在有氧的环境下才能生长，如结核分枝杆菌。②微需氧菌：氧气浓度5%～6%生长最好，氧气浓度大于10%，对其有抑制作用，如空肠弯曲菌、幽门螺杆菌。③兼性厌氧菌：在有氧或无氧环境中都能生长，大多数病原菌都属此类，如葡萄球菌。④专性厌氧菌：只能在无氧环境中才能生长，如破伤风芽胞梭菌。

二、细菌繁殖方式与速度

细菌以二分裂的方式进行无性繁殖。在适宜条件下，细菌的繁殖速度很快，大多数细菌约20～30分钟繁殖一代。有的细菌繁殖速度较慢，如结核分枝杆菌约18～20小时繁殖一代。但是，由于营养物质逐渐消耗，有害代谢产物逐渐积累，细菌不可能始终保持高速度的无限繁殖。

三、细菌的人工培养

（一）培养基

用人工的方法配制的适合于细菌生长繁殖所需要的营养物质，称为培养基。培养基的种类很多，按理化性状可分为液体、半固体、固体培养基；按用途可分为基础培养基、营养培养基、选择培养基、鉴别培养基和厌氧培养基等。

（二）细菌在培养基中的生长现象

将细菌接种到培养基中，一般经37℃培养18～24小时后，可用肉眼观察细菌的生长现象，不同细菌在不同的培养基中的生长现象不同：

1. 液体培养基中的生长现象　细菌在液体培养基中有三种生长现象：①均匀混浊生长，大多数细菌呈这种生长现象，如葡萄球菌。②沉淀生长，少数呈链状生长的细菌在液体培养基中沉淀在试管底部，如链球菌。③菌膜生长，专性需氧菌对氧浓度要求较高，在液体培养基中生长时浮在液体表面生长，形成菌膜，如枯草芽胞杆菌。

2. 固体培养基上的生长现象　细菌在固体培养基上的生长现象有两种：①菌落：单个细菌在固体培养基上生长繁殖形成的肉眼可见的细菌集团称为菌落。由于细菌种类不同，其菌落的大小、形状、颜色、边缘、透明度、湿润度及在血平板上的溶血情况等都有所不同，这些特点可作为鉴别细菌的依据（图3-1）。②菌苔：许多菌落融合在一起称为菌苔。

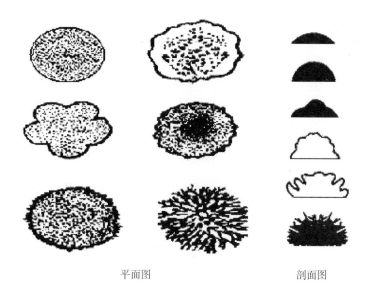

平面图 剖面图

图 3-1 细菌菌落示意图

3.半固体培养基中的生长现象 将细菌穿刺接种于半固体培养基中，有两种生长现象：①有鞭毛的细菌可沿穿刺线向四周扩散呈放射状或云雾状生长。②无鞭毛的细菌只沿穿刺线生长。借此可以鉴别细菌有无鞭毛和动力。

（三）人工培养细菌的意义

临床培养细菌的目的主要有三个方面：①病原学诊断：必须采集病人有关标本进行细菌分离培养和鉴定；②药物敏感试验：通过细菌药物敏感试验来选择有效的抗生素进行治疗；③制备生物制品：通过人工培养细菌可以制备疫苗、类毒素、诊断用标准菌液、抗血清等生物制品，用于传染病的预防、诊断和治疗。

第二节 细菌的代谢产物

细菌的新陈代谢包括合成代谢和分解代谢两个方面，两种代谢都能产生代谢产物，这些代谢产物在医学上有很重要的意义。

一、细菌的合成代谢产物

细菌在合成代谢中，除不断合成菌体自身的成分以外，还合成一些在医学上有重要意义的代谢产物，这些物质大致分三类：①与细菌的致病性有关。②用于鉴别细菌。③供人体利用。

1.热原质 大多数革兰阴性菌和少数革兰阳性菌合成的一种多糖，注入人体或动物体内能引起发热反应，称热原质。革兰阴性菌的热原质就是细胞壁中的脂多糖。热原质耐高温，不被高压蒸汽灭菌（121.3℃ 20分钟）所破坏。在医学实践中，制备注射液、生物制品等应严格无菌操作，防止细菌污染，确保无热原质的存在。玻璃器皿需经

250℃高温干烤才能破坏热原质。

2. 毒素和侵袭性酶　毒素是细菌在代谢过程中合成的对人体和动物有毒性作用的物质，包括内毒素和外毒素两种。侵袭性酶是细菌在代谢过程中合成的能增强细菌侵袭和扩散能力的物质，如金黄色葡萄球菌产生的血浆凝固酶，乙型溶血性链球菌产生的透明质酸酶等。

3. 维生素　某些细菌可以合成一些维生素，一部分供自身需要，另一部分分泌到菌体外，人体可以吸收利用，如人体肠道内的大肠埃希菌能合成 B 族维生素和维生素 K。

4. 抗生素　抗生素是某些微生物在代谢过程中产生的一类能抑制或杀死其他微生物和肿瘤细胞的物质。抗生素多数是由放线菌和真菌产生，如青霉素。目前抗生素已广泛地用于感染性疾病和肿瘤的治疗。

5. 细菌素　某些细菌可产生仅对近缘菌株有抗菌作用的蛋白质，称细菌素。由于细菌素的抗菌范围窄，并且有型的特异性，因此多用于细菌的分型和流行病学调查。

6. 色素　某些细菌在代谢过程中能合成色素，不同的细菌产生不同的色素。色素按性质可分为两类：①脂溶性色素：不溶于水，只使菌落着色，如金黄色葡萄球菌产生的金黄色色素。②水溶性色素：能溶解到培养基或周围组织中，如铜绿假单胞菌产生的绿色色素，使培养基、脓汁呈绿色。在临床护理工作中，若发现烧伤组织创面、手术切口等出现绿色的渗出物，应考虑铜绿假单胞菌感染的可能。

二、细菌的分解代谢产物

不同的细菌含有不同的酶类，因此对糖和蛋白质的分解能力及分解后的代谢产物也不相同：①大肠埃希菌能分解葡萄糖和乳糖，产酸产气。②伤寒杆菌分解葡萄糖产酸不产气，不能分解乳糖。③大肠埃希菌能分解培养基中的色氨酸产生靛基质，而产气肠杆菌则不能分解色氨酸。因此，根据细菌的这些特点就可以利用生物化学方法对不同的细菌进行鉴别。这种鉴别方法称为细菌的生化反应试验。

第三节　细菌的遗传与变异

遗传和变异是所有生物的共同生命特征。在一定的条件下，细菌的生物学性状保持相对稳定，且代代相传，称为遗传。在一定条件下，若子代与亲代之间或子代与子代之间的生物学性状出现差异，称为变异。遗传能保持物种的稳定，变异能为生物进化提供变种或新种。

一、常见的细菌变异现象

1. 形态结构的变异　细菌在生长过程中由于外界环境因素发生改变，可使细菌的形态和结构发生变异：①鼠疫耶尔森菌在含 3% ~ 6% 氯化钠的培养基中，其形态可由球杆状变成哑铃形、球形、棒状等多种形态。②肺炎链球菌在人工培养基上反复传代可失去荚膜。③有鞭毛的伤寒杆菌经特殊培养后可变成无鞭毛的细菌。

2. 毒力变异　毒力的变异包括毒力的增强和减弱：①毒力增强：无毒的或毒力弱的细菌，可通过易感机体使毒力增强。②毒力减弱：毒力强的细菌经过长期人工培养或在培养基中加入某些物质（抗生素、免疫血清等），可使细菌的毒力减弱或消失，如预防结核病的卡介苗（BCG），就是将有毒的牛型结核分枝杆菌在含有胆汁、甘油、马铃薯的培养基上经过 13 年 230 次的转种而获得的减毒结核菌株。

3. 耐药性变异　细菌对某些抗菌药物由敏感变成耐药的变异，为耐药性变异。如金黄色葡萄球菌最初对青霉素非常敏感，经过长期使用，金黄色葡萄球菌逐渐对青霉素产生了耐药性，目前发现对青霉素具有耐药性的金黄色葡萄球菌达 80% 以上。耐药菌株的形成和逐渐增多给临床治疗带来许多困难。

二、细菌变异在医学上的意义

细菌发生变异后其生物学性状也出现改变，因此在细菌性疾病的诊断、治疗、预防和基因工程方面都具有十分重要的意义。

1. 诊断方面　由于细菌变异，使生物学性状出现非典型特征，给诊断带来困难，必须注意鉴别，以免作出错误的诊断。

2. 治疗方面　由于抗生素的广泛使用，出现了大量的耐药菌株，给临床治疗带来了很大的困难。药物治疗时应先做药敏试验，根据药敏试验结果，指导合理使用抗生素。

3. 预防方面　根据细菌毒力变异的特点，用人工的方法培养出毒力减弱或消失的细菌，从而制备出预防疾病的各种疫苗。

4. 基因工程中的应用　细菌具有繁殖快、易培养的特点，所以大多数基因工程的实验和生产线在细菌中进行。例如：将带有外源性基因的重组转化给受体菌，使其在菌体内获得表达，现在用此方法已成功制备出胰岛素、干扰素等生物制剂。

同步训练

1. 细菌生长繁殖条件有_____ 、_____、_____、_____。
2. 细菌在液体培养基中的生长现象有_____ 、_____、_____。
3. 说出细菌的合成代谢产物及其意义。
4. 解释菌落。

第四章　细菌与外界环境

　　细菌广泛存在于自然界中，在人体体表及与外界相通的腔道中也存在着不同种类和数量的细菌。了解细菌的分布以及细菌与人类的关系，对树立无菌观念、严格执行无菌操作、正确使用消毒灭菌方法、预防医院感染等具有非常重要的意义。

 知识要点

　　1. 细菌在自然界的分布。
　　2. 细菌在正常人体的分布。
　　3. 消毒、灭菌等基本概念。
　　4. 消毒灭菌方法及用途。

第一节　细菌的分布

一、细菌在自然界的分布

（一）土壤中的细菌

　　土壤中的细菌主要为天然生活在土壤中的自养菌和腐物寄生菌，大多为非致病菌，参与大自然的物质循环，对人有益。土壤中的致病菌来自人和动物的排泄物及尸体。进入土壤的致病菌容易死亡，但是一些能形成芽胞的细菌如破伤风梭菌、产气荚膜梭菌等，抵抗力强，可在土壤中长期存活。因此，当泥土污染伤口时，这些芽胞可引起如破伤风、气性坏疽等创伤感染。

（二）水中的细菌

　　水中的细菌来自土壤、尘埃、污水、人畜排泄物及垃圾等。其种类及数量因水源不同而异。水中的病原菌如伤寒杆菌、痢疾杆菌、霍乱弧菌等主要来自人和动物的排泄物。如果水源受到污染，可引起消化道传染病的暴发流行。因此，加强粪便管理和水源保护对控制和消灭消化道传染病有重要意义。

（三）空气中的细菌

空气中的细菌来源于人和动物的呼吸道及地面飘扬起来的尘埃。但由于空气中缺乏营养物质及适当的温度，细菌不能繁殖，且常因日光照射和干燥而死亡。室内空气中的微生物比室外多，尤其是人口密集的公共场所、医院等处，病菌随飞沫、尘埃等污染空气。常见的病原菌有脑膜炎奈瑟菌、结核杆菌、溶血性链球菌、金黄色葡萄球菌等。这些细菌可引起化脓性感染和呼吸道感染。空气中的细菌也常造成手术感染、生物制剂及培养基等的污染。空气中的细菌与医院感染密切相关。

二、细菌在正常人体的分布

（一）正常人体的细菌

刚出生的婴儿体内几乎是无菌的，但离开母体后，就同富含微生物的自然环境密切接触，因而人体的体表皮肤和与外界相通的口腔、上呼吸道、肠道、泌尿生殖道等黏膜及其腔道寄居着不同种类和数量的微生物（表4-1）。

表4-1　人体各部位常见的正常菌群

部位	常见菌种
皮肤	葡萄球菌、类白喉杆菌、绿脓杆菌、丙酸杆菌、非致病性分枝杆菌、白假丝酵母菌等
口腔	链球菌、葡萄球菌、乳酸杆菌、螺旋体、梭形杆菌、白假丝酵母菌、肺炎链球菌、奈瑟菌、类白喉杆菌、类杆菌、放线菌等
眼结膜	葡萄球菌、奈瑟菌、干燥棒状杆菌等
鼻咽腔	链球菌、奈瑟菌、肺炎链球菌、流感杆菌、葡萄球菌、类杆菌等
胃	一般无菌
肠道	大肠杆菌、产气肠杆菌、类杆菌、双歧杆菌、肠球菌、链球菌、葡萄球菌、白假丝酵母菌、乳酸杆菌、变形杆菌、破伤风杆菌、产气荚膜杆菌等
阴道	乳酸杆菌、葡萄球菌、白假丝酵母菌、类白喉杆菌、大肠杆菌等
尿道	葡萄球菌、类白喉杆菌、非致病性分枝杆菌等

知识拓展

人体的细菌数量

在健康人的体表及与外界相通的腔道中寄居的细菌达1014个，而人体细胞约有1013，也就是说人体的细菌数是人体细胞数的10倍。这些细菌在进化过程中与人类相互适应以后，形成伴随终生的共生关系，多数对人有益。

（二）正常菌群及生理作用

1.正常菌群的概念　寄居在正常人体的体表及与外界相通的腔道中的微生物群，

在正常情况下，这些微生物对人体无害，称为正常菌群。

2.正常菌群的生理作用 正常菌群与人类长期相互适应以后，可形成伴随终生的共生关系。正常菌群不仅与人体保持平衡状态，而且菌群之间也相互制约，维持相对的平衡，发挥多种生理作用。

（1）拮抗作用 正常菌群在生物体的特定部位生长后，形成自然菌膜，可抵抗病原微生物的侵袭及定植，且在营养竞争中处于优势，并通过自身代谢产物抑制外来菌的生长。

（2）营养作用 正常菌群参与生物体的物质代谢与转化，如蛋白质、糖、脂肪及维生素的合成，胆固醇的代谢等。某些微生物产生的维生素、核黄素、叶酸等营养物质可供人体吸收利用。

（3）免疫作用 正常菌群的存在可以促进宿主免疫系统的发育，使免疫系统保持活跃状态，产生一定的免疫力。

此外，正常菌群还有一定的抗癌、抗衰老及排毒作用。

3.正常菌群的病理作用 正常菌群与宿主间的平衡状态在某些情况下可被打破，原来不致病的正常菌群也可引起疾病，称为条件致病菌。条件致病菌致病的条件有：

（1）寄居部位的改变 如肠道内的大肠杆菌侵入泌尿道，就会引起泌尿系统感染；口腔中的甲型溶血性链球菌侵入血流，若心瓣膜有损伤，可引起亚急性细菌性心内膜炎。

（2）机体免疫功能低下 如艾滋病、肿瘤、过度疲劳、应用大量的皮质激素、放化疗药物等，使机体免疫功能下降，正常菌群中的某些细菌可引起自身感染。

（3）菌群失调 某些条件下，正常菌群中各种细菌的数量和比例发生明显的变化，称为菌群失调。严重的菌群失调可引起一系列临床症状，称菌群失调症。多见于长期大量使用抗生素治疗原有感染过程中产生的一种新的感染，又称二重感染，如耐药的葡萄球菌引起的假膜性肠炎、白假丝酵母菌引起的鹅口疮等。

第二节 外界因素对细菌的影响

细菌为单细胞生物，极易受外界环境的影响。若环境适宜，生长繁殖迅速；若环境不利，细菌可因代谢障碍死亡。根据这一现象，可以采用多种物理、化学或生物学方法来抑制或杀死外环境中的病原微生物，以切断传播途径，从而控制或消灭传染病。另外，微生物学实验室和外科手术室等为防止微生物的污染或感染，也需杀灭物品或器械上的微生物。常用以下术语来表示物理或化学方法对微生物的杀灭程度。

一、基本概念

1.消毒 杀死物体上病原微生物的方法。消毒不一定能杀死含芽胞的细菌或非病原微生物。用来消毒的化学制剂称为消毒剂。一般消毒剂在常用的浓度下，只对细菌的繁殖体有效，杀灭芽胞则需要提高消毒剂的浓度和延长作用的时间。

2.灭菌 杀灭物体上所有微生物的方法，包括细菌芽胞在内的全部微生物，如用高压蒸汽灭菌法来灭菌。

3. 防腐　防止或抑制微生物生长繁殖的方法。细菌一般不死亡。同一种化学药品在高浓度时为消毒剂，低浓度时常为防腐剂。

4. 无菌　指无活的微生物存在的状态。常通过灭菌达到无菌的效果。

5. 无菌操作　防止微生物进入机体或物品的操作技术。护理工作应严格执行无菌操作，防止微生物的感染或污染。

消毒与灭菌的方法一般可分为物理方法和化学方法两大类。

知识拓展

手术室护士的无菌操作

　　无菌技术对手术室护士非常重要，所有手术区的物品均需经过器械护士传递，具有熟练的无菌技术，才不会污染手术区。台下配合的护士要正确使用无菌持物钳，如钳被污染，则成为直接传播细菌的媒介。手术中对手术区皮肤要作为带菌物处理，严格消毒，严密覆盖，仅暴露手术切口，最好使用手术薄膜保护切口。在手术台平面 20cm 以内，需覆盖 4～6 层无菌巾，所有参加手术的人员均须有正确的无菌概念，才能确保手术区无接触感染。

二、物理消毒灭菌法

用于消毒灭菌的物理因素有热力、紫外线、辐射、超声波、滤过、干燥等。

（一）热力灭菌法

热力灭菌法是利用高温来杀灭微生物的方法。高温可破坏微生物的蛋白质、核酸、酶，导致其死亡。多数无芽胞菌经 55℃～60℃作用 30～60 分钟后死亡。湿热 80℃经 5～10 分钟可杀死所有细菌繁殖体和真菌。热力灭菌法分为干热灭菌法和湿热灭菌法两大类，在同一温度下，后者的灭菌效果好于前者：①湿热使细菌菌体蛋白较易凝固。②湿热的穿透力大。③湿热的蒸汽具有潜热。因此，干热灭菌法所需温度高，时间长；湿热灭菌法所需温度低，时间短。

1. 干热灭菌法　干热的杀菌作用是通过脱水干燥和大分子变性使细菌死亡。

一般细菌繁殖体在干燥状态下，80℃～100℃经 1 小时可被杀死；芽胞则需 160℃～170℃经 2 小时才死亡。

（1）焚烧　直接点燃或在焚烧炉内焚烧，是一种彻底的灭菌方法，适用于废弃物品或动物尸体等的灭菌。

（2）烧灼　用火焰灭菌，常用于微生物学实验室的接种环、试管口等的灭菌，也可用于金属器械及搪瓷类物品急用时灭菌。

（3）干烤　利用干热灭菌器灭菌，一般加热至 160℃～170℃经 2 小时达到灭菌效果。适用于高温下不变质、不损坏、不蒸发的物品，如玻璃器皿、瓷器、金属物品、某些药粉等的灭菌。

2.湿热灭菌法 是通过水、蒸汽及空气传导的热力使细菌死亡，为较常用的灭菌方法。临床上常用的方法有：

（1）煮沸消毒法 在1个大气压下，水的沸腾温度为100℃，一般细菌的繁殖体5分钟可被杀死，细菌芽胞常需1~2小时才被杀灭。水中加入2%碳酸氢钠，既可提高沸点至105℃，促进芽胞的杀灭，又可防止金属器皿生锈。此法常用于消毒食具、饮水、刀剪、注射器等。

（2）高压蒸汽灭菌法 是目前临床应用最广、最有效的灭菌方法，在高压蒸汽灭菌器内进行。在103.4kPa（1.05kg/cm²）蒸汽气压下，温度达到121.3℃，维持15~20分钟，可杀灭包括细菌芽胞在内的所有微生物。常用于一般培养基、生理盐水、手术敷料、手术器械、手术衣等耐高温、耐湿物品的灭菌。

（二）辐射杀菌法

1.紫外线 波长200~300nm的紫外线（包括日光中的紫外线）具有杀菌作用，其中以265~266nm最强。紫外线主要作用于DNA，干扰DNA的复制，导致细菌的变异死亡。紫外线穿透力较弱，普通玻璃、纸张、尘埃、蒸汽等均能阻挡紫外线，故只能用于手术室、传染病房、婴儿室、烧伤病房、制剂室、细菌实验室的空气和物品的表面消毒。病人的衣物、被褥、床垫等经日光暴晒数小时，可杀死大部分细菌。紫外线用于空气消毒时，有效距离不超过2m，时间应多于30分钟。杀菌波长的紫外线对人体皮肤、眼睛有损伤作用，应注意防护。

2.电离辐射 又称冷灭菌法，包括X射线、γ射线、高速电子等。能穿透物品，破坏细菌DNA，对细菌具有致死作用。常用于一次性医用塑料制品如注射器、输液输血器、精密医疗仪器、生物制品等不耐热物品的灭菌；亦可用于食品的消毒，而不破坏其营养成分。

其他方法还有臭氧灭菌灯消毒法、微波消毒灭菌法等。

（三）滤过除菌法

滤过除菌法是用物理阻留的方法将液体或空气中的细菌除去，以达到无菌目的。所用的器具是滤菌器，滤菌器的滤膜上含有微细小孔，液体或气体中小于滤孔孔径的物质可以通过，而大于孔径的细菌等颗粒不能通过。滤过除菌法主要用于一些不耐热的血清、抗毒素、抗生素的除菌，也用于手术室、病房、超净工作台等空气的除菌。

三、化学消毒灭菌法

许多化学药物能使菌体蛋白凝固变性，酶失活，导致微生物代谢障碍而死亡；或破坏细胞膜，导致菌体破裂、溶解，从而发挥防腐、消毒甚至灭菌的作用。消毒防腐药物一般都对人体组织有害，只能外用或用于环境的消毒。

1.消毒剂的种类及用途 消毒剂种类繁多，其作用机制、作用效果及用途各不相同，临床常用的消毒剂见表4-2。

2.影响消毒灭菌效果的因素 消毒灭菌的效果受环境、微生物种类及消毒剂本身等多种因素的影响。

（1）消毒剂的性质、浓度与作用时间 各种消毒剂的理化性质不同，对微生物的作用大小也有差异。例如，表面活性剂对革兰阳性菌的杀灭效果比对革兰阴性菌好；龙胆紫对葡萄球菌作用较强。同一种消毒剂的浓度不同，其消毒效果也不同。绝大多数消毒剂在高浓度时杀菌作用大，但醇类例外，70% 乙醇的消毒效果好于 95% 乙醇的效果。消毒剂在一定浓度下，对细菌的作用时间愈长，消毒效果也愈好。

（2）微生物的种类与数量 同一消毒剂对不同微生物的杀菌效果不同，例如一般消毒剂对结核分枝杆菌的作用要比对其他细菌繁殖体的作用差；70% 乙醇可杀死一般细菌繁殖体，但不能杀灭细菌的芽胞。因此，必须根据消毒对象选择合适的消毒剂。此外，微生物的数量越大，消毒的时间就越长。

（3）有机物 环境中有机物的存在，能够影响消毒剂的消毒效果。病原菌常随同排泄物、分泌物一起存在，甚至存在拮抗物等，这些物质可阻碍消毒剂与病原菌的接触，减弱消毒效果。因此，进行器械和皮肤消毒时，应先洗净再消毒。对排泄物、分泌物消毒时，应选用受有机物影响较小的消毒剂。

此外，消毒剂的消毒效果还受温度、酸碱度及消毒剂相互间作用的影响。

表 4-2　常用消毒剂的种类、作用机制与用途

类别	作用机制	常用消毒剂	用途
醇 类	蛋白质变性与凝固，干扰代谢	70% ~ 75%乙醇	皮肤、温度计的消毒
酚 类	蛋白质变性，损伤细胞膜	3% ~ 5%石碳酸	地面、器具表面的消毒
		2%来苏	皮肤、地面、器具表面的消毒
重金属盐类	氧化作用，蛋白质变性与沉淀，灭活酶类	2%红汞	皮肤、黏膜、小创伤消毒
		0.1%硫柳汞	皮肤消毒、手术部位消毒
		1%硝酸银	新生儿滴眼，预防淋病奈瑟菌感染
氧化剂	蛋白质沉淀、氧化作用	0.1% 高锰酸钾	皮肤、尿道、蔬菜、水果消毒
		3%过氧化氢	创口、皮肤黏膜消毒
		0.2% ~ 0.5% 过氧乙酸	塑料、玻璃器材消毒
		2% ~ 2.5% 碘酒	皮肤消毒
		0.2 ~ 0.5ppm 氯	饮水及游泳池消毒
		10% ~ 20% 漂白粉	地面、厕所与排泄物消毒
		0.5% ~ 1.5% 漂粉精	地面、墙壁、家具消毒，饮水消毒〔（0.3% ~ 0.4%）/kg〕
		84 消毒液	物体表面、白色衣物、医院污染物品的消毒
		0.5% ~ 2% 碘伏	皮肤、黏膜消毒
表面活性剂	损伤细胞膜，灭活酶，蛋白质沉定	0.05% ~ 0.1%新洁尔灭	手术洗手，皮肤黏膜消毒，浸泡手术器械
		0.05% ~ 0.1%杜米芬	皮肤创伤冲洗，金属器械、塑料、橡皮类消毒
醛类	蛋白质变性	10% 甲醛	物品表面消毒，空气消毒，医疗器械、物品表面消毒
烷化剂	菌体蛋白质及核酸烷基化	2%戊二醛	手术器械、敷料等消毒
		50mg/L 环氧乙烷	精密仪器、内窥镜等消毒
		0.01% ~ 0.05% 洗必泰	术前洗手、阴道冲洗等

续表

类　别	作用机制	常用消毒剂	用　途
染料	酶失活	2%～4%龙胆紫	皮肤黏膜消毒
酸碱类	破坏细胞膜和细胞壁，蛋白质凝固	5～10ml/m³ 醋酸加等量水蒸发	空气消毒
		生石灰（按1:4～1:8比例加水配成糊状）	地面、排泄物消毒

同步训练

1. 常用的湿热灭菌法有_____、_____。

2. 干热灭菌法包括_____、_____、_____。

3. 手术室空气消毒常采用_____法。

4. 影响化学消毒剂消毒效果的因素主要有_____、_____、_____。

5. 正常菌群的生理作用有_____、_____、_____。

6. 目前临床应用最广、最有效的灭菌方法是_____。

7. 防止微生物进入机体或物品的操作技术称为_____。

8. 酒精消毒的最适宜浓度是_____。

9. 无菌指_____。

10. 什么是条件致病菌？条件致病菌致病的条件有哪些？

第五章　细菌的致病性与感染

细菌能引起疾病的特性称为细菌的致病性。能引起疾病的细菌称为病原菌或致病菌。不同病原菌引起不同疾病，如霍乱弧菌引起霍乱，肺炎链球菌引起大叶性肺炎等。病原菌是否能引起疾病，主要由病原菌的致病因素、机体对病原菌的抵抗力以及外界环境的影响三个方面决定。

 知识要点

1. 细菌的致病因素。
2. 感染的来源和传播途径。
3. 感染的类型。
4. 医院感染的预防措施。

第一节　细菌的致病因素

一、细菌的毒力

病原菌致病性的强弱称为毒力。不同种或不同型的病原菌毒力不同。常用强毒株、弱毒株和无毒株表示同种细菌不同菌株的毒力强弱。

细菌的毒力是由侵袭力和毒素构成的。

（一）侵袭力

病原菌突破机体的防御功能，进入机体并在体内定植、繁殖和扩散的能力，称为侵袭力。侵袭力包括菌体表面结构和侵袭性酶等。

1. 菌体表面结构　细菌进入机体后，首先要靠表面结构定居下来，才能繁殖，引起感染。

（1）荚膜和微荚膜　荚膜具有抗吞噬和抗杀菌物质的作用，使病原菌能在宿主体内大量繁殖，产生病变。有些细菌表面有类似荚膜的物质，但不如荚膜厚而明显，如 A

群链球菌的 M 蛋白、伤寒沙门菌的 Vi 抗原，以及大肠埃希菌的 K 抗原等都是位于这些细菌表面的结构，通称为微荚膜，其功能与荚膜相同。

（2）黏附素 黏附素是细菌表面存在的一些多糖和蛋白质，使细菌特异性地黏附到宿主细胞，与致病性密切相关。黏附素有两类，即菌毛和非菌毛黏附素，非菌毛黏附素是细菌表面的蛋白质等物质。

（3）鞭毛 有鞭毛的细菌可借鞭毛运动避开不利环境，到达定居部位。如霍乱弧菌通过鞭毛运动迅速穿过小肠黏液层，到达小肠黏膜上皮细胞表面黏附定植，避免被肠蠕动排出体外。

2. 侵袭性酶 有些病原菌能释放侵袭性胞外酶类，这些酶一般不具有毒性，但可协助病原菌抗吞噬和向全身扩散。如致病性葡萄球菌产生的血浆凝固酶可保护细菌不被吞噬细胞所吞噬或不受体液因子作用；乙型溶血性链球菌产生的链激酶、链道酶、透明质酸酶以及产气荚膜梭菌产生的胶原酶等有利于细菌向组织中扩散，增强细菌的侵袭力。

（二）毒素

细菌毒素按其来源、性质和作用等不同，可分为外毒素和内毒素两种：

1. 外毒素 是某些细菌产生并分泌到菌体外的毒性物质。主要由革兰阳性菌中的破伤风梭菌、肉毒梭菌、白喉杆菌、产气荚膜梭菌，某些革兰阴性菌中的痢疾志贺菌、鼠疫耶氏菌、霍乱弧菌等产生。外毒素具有以下特征：

（1）成分是蛋白质，稳定性差 多不耐热，60℃～80℃ 30 分钟可被破坏，但葡萄球菌肠毒素是例外，能耐 100℃ 30 分钟。若食品被葡萄球菌污染，即使在 100℃的高温下加热半小时，食后仍能引起食物中毒。

（2）毒性强 1mg 肉毒毒素纯品能杀死 2 亿只小鼠，毒性比氰化物强 1 万倍。

（3）选择性强 不同种细菌产生的外毒素可选择性地作用于某些组织器官，引起特殊病变。如白喉杆菌产生的白喉毒素，易结合在外周神经末梢、心肌等处，使细胞中蛋白质的合成受到影响，从而导致外周神经麻痹和心肌炎等；肉毒梭菌产生的肉毒毒素，能阻断神经末梢释放的乙酰胆碱，使眼肌、咽肌等麻痹，引起眼睑下垂、复视、吞咽困难等，严重的可因呼吸肌麻痹窒息而死亡。

（4）抗原性强 外毒素是蛋白质，免疫原性强，能刺激宿主发生免疫应答，形成能中和外毒素毒性的抗体，称抗毒素，用于治疗和紧急预防。如康复后的白喉病人血清中就可以检测到白喉抗毒素。若将外毒素用 0.3%～0.4%的甲醛处理后，毒性消失，但仍能刺激机体发生免疫应答，产生抗毒素。这种脱去毒性的外毒素称为类毒素，用于人工主动免疫，预防相关疾病。

2. 内毒素 是革兰阴性菌细胞壁中的脂多糖成分，只有当细菌死亡裂解或用人工方法破坏菌体后才释放出来。螺旋体、衣原体、支原体、立克次体亦有类似的脂多糖，具有内毒素活性。内毒素具有以下特征：

（1）成分是脂多糖，稳定性好 耐热，加热 100℃经 1 小时不被破坏；需加热至 160℃经 2～4 小时，或用强碱、强酸或强氧化剂加温煮沸 30 分钟才灭活。

（2）毒性较弱　脂质 A 是内毒素的主要毒性组分，不同菌脂质 A 结构基本相似。因此，不同革兰阴性菌感染时，由内毒素引起的毒性作用大致类同。主要的临床症状有发热反应、白细胞反应、休克及弥散性血管内凝血。

（3）抗原性弱　不能用甲醛脱毒成类毒素。内毒素注射机体可产生相应抗体，但中和作用较弱。

外毒素与内毒素的主要区别见表 5-1。

表 5-1　外毒素与内毒素的主要区别

区别要点	外毒素	内毒素
来源	革兰阳性菌与部分革兰阴性菌	革兰阴性菌
存在部位	从活菌分泌出，少数菌崩解后释出	细胞壁组分，菌裂解后释出
化学成分	蛋白质	脂多糖
稳定性	不稳定	较稳定
毒性作用	强，对组织器官有选择性毒害作用，引起特殊临床表现	较弱，各菌的毒性作用大致相同
抗原性	强，刺激机体产生抗毒素。甲醛处理脱毒形成类毒素	弱，刺激机体产生的中和抗体作用弱。甲醛处理不能成为类毒素

知识拓展

青霉素导致内毒素休克

20 世纪 40 年代青霉素刚问世的时候，医生发现青霉素对脑膜炎奈瑟菌引起的流行性脑膜炎疗效显著。因此，凡这类病人，一律选青霉素治疗，且剂量随病情严重程度而递增。结果用大剂量青霉素治疗重症脑膜炎病人时，不少人发生了内毒素休克而死亡。这是由于脑膜炎奈瑟菌的致病物质主要是内毒素，大剂量青霉素将全部病菌迅速杀死，使大量内毒素一次放出，促成了内毒素休克，加速了病人的死亡。

二、细菌的侵入数量

感染的发生，除细菌必须具有一定的毒力外，还需有足够的数量。菌量的多少，一方面与病原菌毒力强弱有关，另一方面取决于宿主免疫力的高低。一般是细菌毒力愈强，引起感染所需的菌量愈小；反之则菌量愈大。例如毒力强大的鼠疫耶氏菌，在无特异性免疫力的机体中，有数个细菌侵入就可发生感染；而毒力弱的引起食物中毒的沙门菌，常需摄入数亿个细菌才引起急性胃肠炎。

三、细菌的侵入门户

有了一定的毒力和足够数量的致病菌，若侵入的部位不合适，仍不能引起感染。各种病原菌都有其特定的侵入部位，例如伤寒沙门菌必须经口进入；脑膜炎奈瑟菌通过呼吸道吸入；破伤风梭菌通过伤口感染。有一些病原菌有多个侵入部位，例如结核分枝杆菌及麻风杆菌，经呼吸道、消化道、皮肤创伤等多个部位引起感染。

第二节 感染的来源与类型

一定条件下，病原体侵入宿主所引起的局部组织和全身性炎症反应，称为感染。

一、感染的来源

引起机体感染的病原体来源有两大类：外源性感染和内源性感染。

1.外源性感染　又称交叉感染，指病原体来自宿主以外的环境，通过直接或间接途径传给病人的感染。传染源主要是病人、带菌者、患病及带菌的动物。

2.内源性感染　又称自身感染，主要指宿主自身的细菌引起的感染。这类感染的病原体多为体内正常菌群转变而来的条件致病菌。

二、细菌的传播方式与途径

（一）呼吸道传播

病原菌通过病人或带菌者的痰液、唾液等呼吸道分泌物散布到周围空气中，经呼吸道感染他人。此外，亦可通过吸入沾有病菌的尘埃而引起。通过呼吸道感染的疾病有大叶性肺炎、肺结核、百日咳、白喉等。

（二）消化道传播

主要是通过摄入被粪便污染的饮水或食物经消化道感染。此外，苍蝇等昆虫是消化道传染病传播的重要媒介。通过消化道传播的疾病有伤寒、痢疾、霍乱、食物中毒等。

（三）经伤口（皮肤黏膜）传播

金黄色葡萄球菌、链球菌等通过皮肤、黏膜的创伤侵入机体引起化脓性感染。破伤风梭菌、产气荚膜梭菌等芽胞菌常通过泥土污染的深部伤口引起感染。

（四）接触传播

淋病奈瑟菌、梅毒螺旋体、布鲁菌等，可通过人 – 人或动物 – 人的密切直接接触而感染。也可通过用具等间接接触感染。

（五）节肢动物叮咬传播

有些传染病是通过吸血昆虫如跳蚤、蚊子、恙螨等叮咬传播的。例如人类鼠疫由鼠蚤传播，恙虫病由恙螨幼虫传播、乙型脑炎由蚊传播等。

（六）多途径传播

有些致病菌可通过呼吸道、消化道、皮肤创伤等多种途径传播，如结核分枝杆菌、麻风分枝杆菌、炭疽芽胞杆菌等。

三、感染的类型

感染的发生、发展和结局是由宿主和病原菌的相互作用所决定的。根据两者力量对比，感染类型可以分为隐性感染、显性感染和带菌状态等不同临床表现。

（一）隐性感染

当宿主的免疫力较强，或侵入的病原菌数量少、毒力较弱时，感染后对机体损害较轻，不出现或出现不明显的临床症状，称隐性感染，也称亚临床感染。隐性感染常可使机体获得针对病原菌的特异性免疫力，能抗御相同病原菌的再次感染。在每次传染病流行中，隐性感染者一般约占人群的90%或更多。结核、流行性脑脊髓膜炎、伤寒等常有隐性感染。

（二）显性感染

当宿主的免疫力较弱，或侵入的病原菌数量较多、毒力较强时，感染后对机体的组织细胞造成不同程度的损害或生理功能发生改变，继而出现一系列的临床症状和体征，称显性感染，通称传染病。根据不同宿主抵抗力和病菌毒力等存在的差异，显性感染又有轻、重、缓、急等不同模式。

1.按病情缓急不同 可分为：

（1）**急性感染** 起病急，病程较短，一般是数日至数周。病愈后，致病菌从宿主体内消失，如脑膜炎奈瑟菌、霍乱弧菌等引起的感染。

（2）**慢性感染** 病程缓慢，常持续数月至数年。多由胞内菌引起，如结核分枝杆菌、麻风分枝杆菌等引起的感染。

2.按感染的部位不同 可分为：

（1）**局部感染** 指病原菌侵入机体后，仅在一定部位生长繁殖，引起病变，如化脓性球菌所致的疖、痈等。

（2）**全身感染** 指感染发生后，病原菌或其毒性代谢产物向全身播散引起全身性症状。临床上常见的有下列几种类型：①菌血症：病原菌侵入血流，但未在血流中生长繁殖，只是短暂的一过性通过血循环到达体内适宜部位进行繁殖而致病，如伤寒早期。②毒血症：病原菌侵入机体后，只在局部生长繁殖，不进入血循环，但其产生的外毒素入血。外毒素经血循环到达易感的组织和细胞，引起特殊的临床症状，如白喉、破伤风等。③败血症：病原菌侵入血流后，在其中大量繁殖并产生毒素，引起全身感染中毒症状，如高热、皮肤和黏膜瘀斑、肝脾肿大、白细胞增多等，如金黄色葡萄球菌、大肠杆菌、绿脓杆菌等可引起败血症。④脓毒血症：化脓性病原菌侵入血流后，在其中大量繁殖产生毒素，并通过血流扩散至全身多种器官，产生新的化脓性病灶，如金黄色葡萄球菌引起的脓毒血症，常导致多发性肝脓肿、肾脓肿等。

（三）带菌状态

在显性或隐性感染后病原菌并未立即消失，在宿主体内继续留存一定时间，与机体免疫力处于相对平衡状态，称为带菌状态，该宿主称为带菌者，如伤寒、白喉等病后常可出现带菌状态。带菌者经常或间歇排出病原菌，成为重要的传染源。

第三节　医院感染

一、医院感染的概念及分类

1.医院感染的概念　医院感染是指病人在医院诊治期间获得的感染，包括在住院期间发生的感染和在医院内获得而出院后发生的感染。不包括入院前已出现症状或入院时已处于潜伏期的感染。

2.医院感染的分类　医院感染的分类方法很多，根据感染来源有以下三种类型：

（1）交叉感染　在医院内或他人处（病人、带菌者、工作人员、探视者、陪护者）获得而引起的直接感染。

（2）环境感染　由污染的环境（空气、水、医疗用具及其他物品）造成的感染，如由于手术室空气污染造成病人术后切口感染，胃镜消毒不彻底引起的乙型肝炎等。

（3）自身感染　又称内源性感染，指免疫力低下病人由自身正常菌群引起的感染。

二、医院感染常见的病原体及特点

1.医院感染常见的病原体　细菌、病毒、支原体、衣原体、真菌以及寄生虫等。

2.医院感染病原体的特点

（1）多为条件致病菌　引起医院感染的细菌多为条件致病菌，如大肠埃希菌黏附于泌尿道的上皮细胞，成为泌尿道感染的主要病原菌。

（2）多为多重耐药菌　医院感染中的细菌，有许多为多重耐药菌，可导致医院感染的病原体在感染过程中毒力增强，使病人更容易感染。

（3）常侵犯免疫功能低下的人群　感染主要发生在免疫功能低下人群以及长期应用免疫抑制剂的人。

三、常见的医院感染及诱发因素

1.常见的医院感染　常见的医院感染有肺感染、尿路感染、伤口感染等。

2.医院感染的诱发因素

（1）医院管理方面认识不足：缺乏应有的制度和监测机制。

（2）侵入性诊治手段增多：如内镜、动静脉导管、气管插管、牙钻等的应用，不仅把外界的微生物导入体内，而且损伤了机体的防御机制，使病原体更易侵入机体。

（3）激素及免疫抑制剂的应用：因治疗需要，使用激素、免疫抑制剂，使病人免疫机能下降而成为易感者。

（4）抗生素的大量开发及普及：由于多种抗生素的应用使病人发生菌群失调，耐药菌株增多，延长病程，增加感染机会。

（5）环境污染严重：因医院中传染源多，所以环境的污染也严重。最严重的是感染病人的病房，厕所的污染，抽水马桶每抽一次水都可能激起大量微生物气溶胶。病区中的公共用品，如水池、便器、手推车、拖布等，也是污染源。

（6）对陪护者及探视者缺乏必要的限制。

（7）慢性病、恶性疾病以及老年病人的比例增多，使易感病人增加。

四、医院感染的预防

1. 加强宣传，提高认识，强化管理　加强对医院感染的宣传，提高对医院感染的认识，提高医务人员的素质，严格执行有关制度，防止医源性感染的发生。

2. 严格执行规章制度，做好消毒与灭菌工作　包括消毒隔离制度、无菌操作规程及探视制度等。

3. 采取合理的诊断治疗方法，及时控制感染的流行　合理使用抗生素，减少耐药菌株的发生，应用免疫抑制剂应采取相应的保护措施，对侵入性诊断治疗所用的仪器要做好消毒灭菌工作。

4. 开展医院感染的监测工作　医院感染监测的目的是通过监测来掌握医院感染的状况，分析感染原因，为采取有效措施提供依据，通过监测也可评价各种措施的效果。

5. 改善工作人员的卫生与健康条件　对所有医院工作人员应进行定期的健康检查，发现问题及时采取相应措施，并根据需要进行预防接种，必要时可进行被动免疫或药物防治。医护人员做好个人防护，防止将病菌传给自身或带出病房，也防止将病菌传给住院病人。

知识拓展

医疗器械、器具的消毒工作要求

2006 年《医院感染管理办法》要求：

1. 进入人体组织、无菌器官的医疗器械、器具和物品必须达到灭菌水平。

2. 接触皮肤的医疗器械、器具和物品必须达到消毒水平。

3. 各种用于注射、穿刺、采血等有创操作的医疗器具必须一用一灭菌。医疗机构使用的消毒药械、一次性医疗器械和器具应当符合国家有关规定。不得重复使用。

同步训练

1. 细菌的毒力由_____和_____构成。

2. 细菌的侵袭力由_____和_____构成。

3.外毒素的化学成分是_____，可用甲醛处理制备_____。

4.细菌内毒素的成分是_____。

5.内毒素的毒性作用有_____、_____、_____、_____。

6.病原菌侵入机体能否致病与_____、_____、_____等有密切关系。

7.根据来源不同感染分为_____和_____。

8.全身感染分为_____、_____、_____、_____。

第六章　常见病原性细菌

细菌种类很多，数以千计。在了解了细菌的基本知识后，能对相关的疾病做到更好的预防、诊断和治疗。本章主要介绍部分常见细菌的生物学性状、致病性、实验诊断、防治原则。

 知识要点

> 1. 常见病原性细菌的主要生物学特性。
> 2. 各病原性细菌的主要致病物质、所致疾病及实验诊断方法。

第一节　病原性球菌

病原性球菌主要引起化脓性炎症，又称为化脓性球菌。根据革兰染色性的不同，可分为革兰染色阳性的葡萄球菌、链球菌、肺炎链球菌和革兰染色阴性的脑膜炎奈瑟菌、淋病奈瑟菌。

一、葡萄球菌属

葡萄球菌属是最常见的化脓性球菌，因常堆聚成葡萄串状而得名，广泛分布于自然界和人体体表及与外界相通的腔道中，大多为腐生菌或寄生菌。医务人员的带菌率可高达70%，而且多为耐药性菌株，是医院内感染的重要传染源。

（一）生物学性状

1. 形态与染色　菌体呈球形，直径0.5～1.5μm，排列呈葡萄串状，在脓汁或液体培养基中常呈散在、成双或短链状排列，革兰染色阳性。葡萄球菌无鞭毛、无芽胞，体外培养时一般不形成荚膜。

2. 培养特性　营养要求不高，在普通培养基上生长良好，需氧或兼性厌氧，最适温度37℃，最适pH值为7.4。普通琼脂平板上可形成圆形、凸起、光滑、不透明的菌落。因不同菌株可产生脂溶性的金黄色、柠檬色或白色色素，故可形成有色菌落。在血琼脂平板上，多数致病菌株的菌落周围可形成透明溶血环。

3. 抗原构造　本菌抗原结构复杂，含有多糖抗原、蛋白质抗原等多种抗原成分，其中以葡萄球菌 A 蛋白（SPA）最重要。SPA 存在于细胞壁表面，可与人和其他脊椎动物 IgG Fc 段非特异性结合，用于免疫学诊断、协同凝集试验。

4. 分类　根据色素、生化反应等特性分为以下三种：

（1）金黄色葡萄球菌　产生金黄色色素和溶血毒素，凝固酶试验阳性，能分解甘露醇，具有 SPA，是临床常见致病菌。

（2）表皮葡萄球菌　产生白色色素，凝固酶试验阴性，不分解甘露醇，不具有 SPA，偶可致病，为条件致病菌。

（3）腐生葡萄球菌　产生白色或柠檬色色素，凝固酶试验阴性，不分解甘露醇，不具有 SPA，一般无致病性。

5. 抵抗力　抵抗力强。在干燥的脓液中可存活 2～3 个月。耐热，加热 80℃ 30 分钟才被杀死。对青霉素、红霉素、金霉素、庆大霉素及磺胺类等药物敏感，但对许多抗生素易产生耐药性，且耐药菌株逐年增多，如对青霉素 G 耐药菌株已高达 90% 以上。

（二）致病性

1. 致病物质　金黄色葡萄球菌可产生多种侵袭性酶和外毒素，故致病力强。其中起主要致病作用的物质如下：

（1）血浆凝固酶　一种能使人和兔血浆凝固的酶。此酶可以使血浆和体液中的纤维蛋白原转变为纤维蛋白，导致血浆在菌体表面凝固，既阻碍吞噬细胞的吞噬，又可保护细菌免受血清杀菌物质的杀灭作用。同时，由于此酶在病灶周围的沉积限制了细菌向周围的扩散，故金黄色葡萄球菌感染的病灶较为局限且脓汁黏稠。血浆凝固酶也是鉴定金黄色葡萄球菌的重要指标。

（2）溶血素　一种外毒素，该毒素对多种哺乳动物红细胞有溶血作用，对白细胞、血小板、肝细胞等组织细胞均有损伤。在血琼脂平板上，能使菌落周围形成透明溶血环。

（3）杀白细胞素　能破坏中性粒细胞和巨噬细胞。

（4）肠毒素　一组对热稳定的可溶性蛋白质，加热 100℃ 30 分钟仍保持部分活性，可引起食物中毒。

2. 所致疾病

（1）局部化脓性感染　皮肤化脓性感染有毛囊炎、疖、痈、脓肿、伤口化脓等。内脏器官化脓性感染有气管炎、肺炎、中耳炎、心内膜炎、脓胸等。

（2）全身感染　在局部感染处理不当或机体免疫力低下时，细菌侵入血液可引起败血症、脓毒血症等。

（3）食物中毒　食入含有葡萄球菌肠毒素的食物 1～6 小时即可出现以呕吐为主的急性胃肠炎症状，伴有腹痛、腹泻，严重者可导致虚脱或休克。一般 1～2 天内可恢复。

（4）假膜性肠炎 由于不合理地使用抗生素等原因造成菌群失调，使少数耐药性金黄色葡萄球菌大量繁殖，产生肠毒素，使肠黏膜发生炎症，形成一层炎性膜状物（假膜），引起以顽固性腹泻为特征的假膜性肠炎。

（5）烫伤样皮肤综合征 由能产生表皮剥脱毒素的金黄色葡萄球菌引起，多见于婴幼儿及免疫功能低下者，表现有皮肤红斑、水疱、表皮上层大片脱落等症状。

近年来，凝固酶试验阴性的葡萄球菌已成为医院感染的重要病原菌，也是创伤、泌尿系感染、中枢神经系统感染、败血症的常见病原菌。

（三）实验诊断

根据临床感染情况，采集脓液、血液、脑脊液等标本，通过直接涂片染色镜检和分离培养与鉴定进行病原学诊断。

1.直接涂片染色镜检 将标本涂片、革兰染色后镜检。根据细菌形态、排列和染色性，可做初步诊断。

2.分离培养与鉴定 将标本接种至血琼脂平板（血液标本应先增菌培养），培养后根据菌落特点、凝固酶试验等，鉴定是否为致病性葡萄球菌。临床上药敏试验和细菌培养鉴定常同步进行。对食物中毒的病原学确定，是在对病人的呕吐物、粪便或可疑食物进行培养鉴定的同时，将其肉汤培养基滤液注射至易感动物幼猫腹腔，若出现急性胃肠炎症状，提示肠毒素存在的可能，并用 ELISA 试验进一步确定。

（四）防治原则

注意个人卫生，加强食品卫生管理；严格消毒隔离措施和无菌操作，防止医源性感染；治疗主要是合理使用抗菌药物，必要时根据药敏试验结果选择敏感药物。

二、链球菌属

链球菌属细菌是另一大类常见的化脓性球菌。广泛分布于自然界、人及动物粪便和健康人的鼻咽部。主要引起化脓性炎症、猩红热及超敏反应性疾病。

（一）链球菌

1.生物学性状

（1）形态与染色 球形或椭圆形，直径 0.5 ~ 1μm，革兰染色阳性。无芽胞，无鞭毛，有菌毛样结构（主要为 M 蛋白），培养早期（2 ~ 4 小时）可形成荚膜，随后消失。呈链状排列。

（2）培养特性 多数为兼性厌氧或需氧。最适温度为 37℃，最适 pH 值为 7.4 ~ 7.6。营养要求高，在加入血液、血清、葡萄糖的培养基上才能良好生长。在液体培养基中沉淀生长，在血琼脂平板上形成圆形、凸起、光滑的灰白色小菌落。不同菌株溶血情况不一。

（3）分类 链球菌的分类常用下列两种方法：

1）根据溶血现象分类：①甲型溶血性链球菌：菌落周围有 1 ～ 2mm 宽的草绿色溶血环，称甲型溶血或 α 溶血。该菌又称为草绿色链球菌，多为人类呼吸道正常菌群，致病力弱，属条件致病菌。②乙型溶血性链球菌：菌落周围有 2 ～ 4mm 的透明宽大的溶血环，称乙型溶血或 β 溶血。该菌又称为溶血性链球菌，致病力强，常引起人类、动物的多种疾病。③丙型链球菌：菌落周围无溶血环，又称为不溶血性链球菌，一般无致病性。

2）根据抗原构造分类：根据链球菌细胞壁多糖抗原不同，将链球菌分成 A、B、C、D 等 20 个群，对人类致病的链球菌 90% 属于 A 群。

（4）抵抗力　不强，60℃ 30 分钟即被杀死，对一般消毒剂敏感。乙型溶血性链球菌对青霉素、红霉素、磺胺类等药物敏感，极少发现耐药菌，青霉素是抗链球菌感染的首选药物。

2. 致病性

（1）致病物质　链球菌的致病菌株主要为 A 群，可产生多种外毒素和胞外酶，有较强的侵袭力及致病性：①致热外毒素由 A 群溶血性链球菌的某些菌株产生，免疫原性较强，是引起人类猩红热的主要毒性物质，故又称为红疹毒素或猩红热毒素。② M 蛋白有抗吞噬作用，并与心肌、肾小球基底膜之间有共同的抗原，与细菌的侵袭力及某些超敏反应性疾病有关。③溶血毒素由乙型溶血性链球菌产生，有破坏红细胞、白细胞和血小板的作用。根据其对氧的稳定性，可分为溶血毒素 O（SLO）和溶血毒素 S（SLS）两种。SLO 对氧敏感，遇氧后被氧化而暂时失去活性。免疫原性强，链球菌感染后 2 ～ 3 周，85% ～ 90% 的病人血液中可出现 SLO 抗体，并在体内持续数月至 1 年。SLS 对氧不敏感，无免疫原性，与溶血环的形成有关。④侵袭性酶包括透明质酸酶、链激酶、链道酶等，它们以不同作用方式促进细菌在组织和体液中扩散。

（2）所致疾病

1）A 群链球菌所致疾病：A 群链球菌引起的疾病占人类链球菌感染的 90%，所致的疾病主要为三类：①化脓性炎症：可通过多种途径感染引起，常见疾病如淋巴管炎、蜂窝组织炎、痈、丹毒等。②猩红热：由 A 群溶血性链球菌的某些能产生致热外毒素的菌株引起，通过飞沫传播，以发热、全身红色皮疹为主要特征的儿童急性呼吸道传染病。③超敏反应性疾病：主要引起 Ⅱ 型和 Ⅲ 型超敏反应，与风湿热和急性肾小球肾炎的发病有关。

2）其他链球菌所致疾病：甲型链球菌是条件致病菌，当拔牙或摘除扁桃体时，趁机侵入血流，若心瓣膜有病变，细菌就会在其上停留，引起心内膜炎。此外，寄居于口腔的变异链球菌还会引起龋齿。

（3）免疫性　链球菌感染后产生的特异性抗体，对同型菌株有一定的免疫力。但因该菌型别较多，各型之间无交叉免疫，故可反复感染。猩红热病后可对产生红疹毒素的同型菌株形成牢固的免疫力。

3. 实验诊断　病原学诊断程序和方法与葡萄球菌相似。免疫学诊断中的抗链球菌溶血毒素 O 试验（抗 O 试验），风湿热病人血清中抗 O 抗体比正常人显著增高，抗体效价超过 1∶400 为阳性，常用于风湿热的辅助诊断。

4. 防治原则 与葡萄球菌的防治原则基本相同。用常规方法做抗菌治疗。对急性咽峡炎和扁桃体炎病人，尤其是儿童病人须彻底治疗，以防急性肾小球肾炎、风湿热及亚急性细菌性心内膜炎的发生。

（二）肺炎链球菌

肺炎链球菌又称肺炎球菌，仅少数菌株有致病力，主要引起大叶性肺炎。

1. 生物学性状

（1）形态与染色 菌体呈矛头状或瓜子仁状，常呈双排列。革兰染色阳性。有毒株在机体内常形成荚膜，无鞭毛，无芽胞。

（2）培养特性 营养要求较高，需在血液或血清培养基中才能生长，在血琼脂平板形成的菌落与甲型链球菌相似，有草绿色溶血环。但本菌培养 48 小时后会出现自溶现象，菌落中央下陷呈脐状，可被胆汁溶解，应与甲型链球菌相区别。

（3）抗原构造与分型 肺炎链球菌有两种抗原，即荚膜多糖抗原和菌体抗原。根据荚膜多糖抗原的不同可将肺炎链球菌分为 84 个血清型。

2. 致病性 荚膜是肺炎链球菌的主要致病物质，具有抗吞噬作用。当机体免疫力较低时，细菌在体内大量繁殖，产生溶血素等毒性物质，引起大叶性肺炎，也可继发中耳炎、乳突炎、胸膜炎和败血症。

3. 实验诊断 病原学检查方法与一般球菌的鉴定相似。可采集痰液、脓汁、脑脊液等标本直接涂片染色镜检，必要时用胆汁溶菌试验、菊糖发酵试验与甲型链球菌鉴别。

4. 防治原则 治疗可选用青霉素、林可霉素等抗菌药物，因肺炎链球菌耐药菌株日益增多，治疗时应做常规药敏试验。另外，使用多价肺炎链球菌荚膜多糖疫苗，有一定的预防效果。

三、奈瑟菌属

奈瑟菌属是一群革兰阴性双球菌，对人致病的有脑膜炎奈瑟菌和淋病奈瑟菌。

（一）脑膜炎奈瑟菌

脑膜炎奈瑟菌又称脑膜炎球菌，是流行性脑脊髓膜炎（简称流脑）的病原菌。

1. 生物学性状

（1）形态与染色 菌体呈肾形，常呈双排列，凹面相对，革兰染色阴性。在脓汁中常位于中性粒细胞内。无芽胞，无鞭毛，有菌毛。新分离的菌株有荚膜。

（2）培养特性 营养要求高，必须在含有血液、血清的培养基上才能生长。常用巧克力色培养基。形成无色、圆形、光滑、透明、似露滴状的小菌落。能产生自溶酶，可自溶。

（3）抗原构造与分类 按荚膜多糖抗原的不同，可将该菌分为 A、B、C 等至少 12

个血清群，我国以 A 群为主。

（4）抵抗力　极弱，对干燥、热、寒冷及常用消毒剂均敏感。在室温中 3 小时即死亡。能产生自溶酶，易自溶，因此采集标本后应注意保温、保湿并及时送检。对磺胺、青霉素等敏感。

2. 致病性

（1）致病物质　主要有荚膜、菌毛及内毒素。荚膜和菌毛能增强细菌的侵袭力。内毒素可引起高热、出血性皮疹，严重时可导致休克和 DIC。

（2）所致疾病　多发于冬春季，主要经飞沫传播。易感者多为青少年，传染源是病人或带菌者。流行期间人群鼻咽喉带菌率达 50% 以上。细菌在鼻咽部繁殖后侵入血流，引起菌血症或败血症，病人突然出现寒战、高热、呕吐，皮肤出现出血点或瘀斑。若细菌进一步侵犯脑脊髓膜，可引起化脓性炎症，出现脑膜刺激症状，严重时出现中毒性休克。

（3）免疫性　机体对脑膜炎奈瑟菌的免疫性以体液免疫为主。6 个月以内的婴儿可通过母体获得抗体，故极少患流脑。成人的抵抗力较强，儿童因血脑屏障发育不完善，且免疫力弱，故发病率比成人高。

3. 实验诊断

（1）病原学诊断　采集病人脑脊液、血液或瘀斑的渗出液直接涂片镜检，如在中性粒细胞内、外发现革兰阴性双球菌，结合临床症状，可作出初步诊断。如镜检未发现细菌或需进一步确诊，可进行细菌分离培养与鉴定。带菌者可取咽拭标本。采集标本后要注意保暖、保湿并立即送检，最好是床边接种。

（2）免疫学诊断　用已知抗体检测相应细菌抗原的快速免疫诊断法，常用对流免疫电泳、SPA 协同凝集试验等方法。

4. 防治原则　预防的关键是要尽快消除传染源、切断传播途径和提高人群的特异性免疫力。对病人做到早发现、早隔离、早治疗，对易感儿童接种流脑荚膜多糖疫苗进行特异性预防。流行期间可服用磺胺药物预防。治疗可选用青霉素、磺胺类药物。

（二）淋病奈瑟菌

淋病奈瑟菌又称为淋球菌，是人类淋病的病原菌，主要引起人类泌尿生殖系统黏膜的急性或慢性化脓性感染。淋病是我国目前发病率最高的性传播疾病。

1. 生物学特性　革兰阴性双球菌，形态与脑膜炎奈瑟菌相似，有荚膜和菌毛，专性需氧，营养要求高，在脓汁标本中，病菌常位于中性粒细胞内，但慢性期则多分布于细胞外。初次分离培养常用巧克力色培养基。抵抗力极弱，对热、冷、干燥、硝酸银及常用消毒剂敏感，对磺胺、青霉素等敏感，但耐药菌株逐渐增多。

2. 致病性

（1）致病物质　该菌主要依靠菌毛、外膜蛋白和脂多糖等致病物质致病。

（2）所致疾病　人是该菌的唯一传染源，主要通过性接触传播，也可通过被污染的浴盆、毛巾和衣被等间接接触传播。感染后，可引起泌尿生殖道的化脓性炎症，表现为尿频、尿急、尿痛、尿道口有脓性分泌物溢出等症状。男性主要为尿道炎，也可引起前列腺炎及附睾炎；女性可引起阴道炎及宫颈炎，易成为慢性感染。是导致不育的原因之一。新生儿可经产道感染，引起淋球菌性结膜炎。

（3）免疫性 人对淋球菌无天然抵抗力，病后免疫力也不持久，再感染者和慢性病人较普遍存在。

3. 实验诊断 取泌尿生殖道脓性分泌物或子宫颈口表面分泌物直接涂片染色镜检，发现革兰阴性双球菌可作出初步诊断。

4. 防治原则 淋病是一种性传播疾病，成人淋病基本上是通过性接触感染，污染的毛巾、衣裤、被褥等也起一定的传播作用。因此，开展性病防治知识教育、杜绝卖淫嫖娼及不正当两性关系是防止淋病传播的重要措施。治疗可用青霉素、新霉素等药物，因该菌易发生耐药性变异，治疗时应做药敏试验以选择敏感抗生素。新生儿出生时，应用 1% 硝酸银滴眼，预防新生儿淋球菌性结膜炎的发生。

第二节 肠道杆菌

肠道杆菌是一大群寄居在人和动物肠道内、生物学性状相似的革兰阴性短小杆菌，广泛分布于水、土壤和腐败物质中。肠道杆菌包括埃希菌属、沙门菌属、志贺菌属、变形杆菌属等。大多数为肠道的正常菌群，但在宿主免疫力下降或细菌的寄居部位改变时可作为条件致病菌引起疾病。少数为致病菌，感染人体可引起某些肠道传染病，如伤寒沙门菌、痢疾志贺菌、致病性大肠埃希菌等。

肠道杆菌的共同特性：①形态与结构：均为中等大小的革兰阴性杆菌。无芽胞，多数有鞭毛和菌毛，少数有荚膜或包膜。②培养特性：需氧或兼性厌氧，在普通培养基上生长良好。③生化反应：非常活泼，能分解多种糖类和蛋白质，产生不同的代谢产物，可用于细菌的鉴别。④抗原构造：重要抗原有菌体（O）抗原、鞭毛（H）抗原、荚膜（K）抗原等。⑤抵抗力：不强，加热 60℃ 30 分钟可被杀死，对一般消毒剂敏感。但在自然界生存力较强，在水、冰中可生存数月。

一、埃希菌属

埃希菌属是人类和动物肠道中常见的正常菌群，俗称大肠杆菌。该菌大多数是条件致病菌，只有少数菌株属人类致病菌，是饮用水和食品卫生监测指标大肠菌群之一，其数目多少可以反映物品被粪便污染程度。

（一）生物学特性

1. 形态与染色 该菌为革兰阴性短杆菌，大多数有周鞭毛，能运动，有菌毛和微荚膜。

2. 培养特性与生化反应 营养要求不高。在普通琼脂平板上形成圆形、凸起、灰白色 S 型菌落；在肠道鉴别培养基上，因分解乳糖产酸使菌落带色。能分解色氨酸产生靛基质，甲基红试验阳性，硫化氢阳性，动力阳性，可与其他肠道杆菌鉴别。

3.抗原结构　抗原包括菌体（O）抗原、荚膜（K）抗原和鞭毛（H）抗原三种。

（二）致病性

埃希菌属多数是肠道正常菌群，少数为致病菌。

1.致病物质　主要有定居因子、肠毒素和 K 抗原。定居因子又称黏附素，由普通菌毛构成，具有凝聚红细胞和黏附黏膜细胞的作用。肠毒素为产毒素性大肠埃希菌产生的外毒素，分耐热和不耐热肠毒素两种，可引起腹泻。K 抗原具有抗吞噬作用。

2.所致疾病　主要包括内源性感染和外源性感染。内源性感染多为肠外感染，在机体免疫力下降、外伤或侵入肠道外组织时，可引起多种化脓性炎症，以泌尿系统感染最常见，如尿道炎、肾盂肾炎等；外源性感染由某些致病菌株引起，临床多表现为腹泻，由五种致病性大肠埃希菌引起：

（1）肠产毒素性大肠埃希菌（ETEC）　婴幼儿和旅游者腹泻的最常见病原菌。

（2）肠致病性大肠埃希菌（EPEC）　可引起婴儿腹泻，有传染性，严重者可致死。

（3）肠侵袭性大肠埃希菌（EIEC）　多侵犯青少年和成人，主要引起类似菌痢的腹泻，大便多为黏液血性，易误诊为痢疾杆菌感染。

（4）肠出血性大肠埃希菌（EHEC）　可产生志贺毒素样肠毒素，引起出血性结肠炎，5 岁以下儿童多见。

（5）肠集聚性大肠埃希菌（EAEC）　常引起婴幼儿慢性腹泻、脱水，偶有血便。

知识拓展

　　近日肆虐德国的肠出血性大肠埃希菌（EHEC），已引起严重的食源性疾病，在世界范围内引起广泛关注。它主要通过食用被污染的食物传染给人类。但现在，越来越多的情况下疾病暴发与食用水果和蔬菜有关，污染可能是由于种植或处理期间的某一阶段接触到家畜或野生动物的粪便。临床症状为：血水样腹泻，可伴有恶心、呕吐、腹痛，可能发展为溶血性尿毒症，严重者可危及生命。

（三）实验诊断

1.病原学检查　取血液、尿液、粪便、脓液等标本进行分离培养与鉴定，确定病原。血液标本需先经肉汤增菌后，再分离培养与鉴定。

2.卫生细菌学检查　大肠埃希菌寄居于肠道中，不断随粪便排出体外，可污染周围环境、水源、饮料、食品等。如果样本中此菌数量愈多，表示其被粪便污染的程度愈严重，也间接表明有肠道致病菌污染的可能性。卫生学上常以细菌总数和大肠菌群数作为饮用水、食品等被粪便污染的指标。我国规定每毫升或每克样品中所含的细菌总数不得超过 100 个，每升饮用水中的大肠菌群数不得超过 3 个。

（四）防治原则

增强机体免疫力，防止内源性感染，加强对食品、饮水卫生的管理。治疗选择庆大霉素、诺氟沙星等。

二、志贺菌属

志贺菌属是引起细菌性痢疾最常见的病原菌，又称为痢疾杆菌。

（一）生物学特性

1. 形态与染色　革兰阴性杆菌。无荚膜，无芽胞，无鞭毛。

2. 培养特性与生化反应　需氧或兼性厌氧，营养要求不高，在普通琼脂平板和 SS 培养基上形成中等大小半透明菌落，半固体培养基沿穿刺线生长，液体培养基中呈混浊生长。绝大多数志贺菌属的细菌分解葡萄糖产酸不产气，除宋内志贺菌能迟缓发酵乳糖外，均不分解乳糖。

3. 抗原构造与分类　志贺菌有菌体（O）抗原而无鞭毛（H）抗原，O 抗原是志贺菌抗原分群、分型的标志。根据抗原构造可将志贺菌分为痢疾志贺菌、福氏志贺菌、鲍氏志贺菌和宋内志贺菌四群，39 个血清型。我国以福氏志贺菌最为常见。

4. 抵抗力　该菌抵抗力较弱，对常用消毒剂及热力杀菌法敏感，在粪便中数小时内死亡，故采集标本应快速送检。

（二）致病性

1. 致病因素

（1）内毒素　志贺菌各菌株都具有内毒素，可导致机体发热、白细胞数量变化及微循环功能障碍等全身症状；肠黏膜局部毛细血管扩张，炎性细胞浸润，出现肠黏膜溃疡而表现为脓血便；内毒素刺激肠壁自主神经导致肠道功能紊乱、平滑肌痉挛而出现腹痛、腹泻及里急后重症状。

（2）外毒素　某些型别的志贺菌能产生一种外毒素，有细胞毒、神经毒和肠毒性的作用，可引起神经麻痹、细胞坏死和水样腹泻。

（3）侵袭力　菌毛具有侵袭性，通过黏附作用侵入肠黏膜细胞内增殖，引起局部炎症。

2. 所致疾病　传染源是病人和带菌者，通过消化道传播，引起细菌性痢疾（俗称菌痢）。细菌性痢疾临床分为下述三种类型：

（1）急性菌痢　发病急且有明显症状，如发热、腹痛、腹泻、脓血便和里急后重等。

（2）中毒性菌痢　以儿童常见，各型细菌均可引起，主要是志贺菌的内毒素导致微循环功能紊乱，一般是肠道症状出现之前就表现出中毒症状，如高热、休克、昏迷、呼吸衰竭等。病情凶险，病死率高。

（3）慢性菌痢　病情迁延不愈超过 2 个月，反复发作。细菌性痢疾带菌者可分为恢复期带菌者、慢性带菌者和健康带菌者。健康带菌者是主要传染源，不宜从事饮食、炊事和保幼工作。

3.免疫性　由于志贺菌型别多，各型细菌间无交叉免疫反应，因此人类易感志贺菌。消化道黏膜表面的 sIgA 是抗感染免疫的主要因素。因该菌型别多，且感染后病菌只停留在肠壁局部，病后免疫力不牢固。

（三）实验诊断

取病人粪便的脓血或黏液部分，分离培养出病原菌是可靠的诊断方法。常用生化反应和血清学方法鉴定菌群和菌型。临床常用的快速诊断方法有荧光免疫菌球法和协同凝集试验等。另外，乳胶凝集试验、PCR 技术等均可快速检测志贺菌。

（四）防治原则

早期发现、诊断、隔离和治疗病人及带菌者，是控制菌痢流行的关键。加强环境卫生、饮食卫生、个人卫生及防蝇、灭蝇是切断传播途径、防止感染的有效措施。治疗可选用庆大霉素、卡那霉素、氟哌酸等药物，易产生耐药性变异。

三、沙门菌属

沙门菌属广泛存在于自然界及人和动物肠道中，对人致病的主要有伤寒沙门菌，副伤寒甲、乙、丙沙门菌；其他对动物致病有时偶可致人食物中毒或败血症，如鼠伤寒沙门菌、肠炎沙门菌、猪霍乱沙门菌等。

（一）生物学性状

1.形态与染色　革兰阴性杆菌，大小为（1 ~ 3）μm ×（0.5 ~ 1）μm 的革兰阴性杆菌，有菌毛和周鞭毛，一般无荚膜，均无芽胞。

2.培养特性与生化反应　营养要求不高，在普通琼脂培养基能够生长，在液体培养基中均匀混浊，在 SS 琼脂培养基上因不分解乳糖形成无色半透明菌落，可与大肠埃希菌区别。

3.抗原构造　包括菌体（O）抗原、鞭毛（H）抗原和毒力（Vi）抗原三种：

（1）O 抗原　是细菌细胞壁上的脂多糖，耐热，性质稳定。目前已知沙门菌有 58 种 O 抗原，并根据 O 抗原将沙门菌分为 A、B、C、D 等 42 群。O 抗原可刺激机体产生 IgM 抗体。

（2）H 抗原　为鞭毛蛋白，不耐热，性质不稳定，加热及用乙醇处理可使其破坏。根据 H 抗原的差异，可将群抗原相同的沙门菌进一步分型。H 抗原刺激机体产生 IgG 抗体。

（3）Vi 抗原　存在于菌体表面，具有抗吞噬及阻挡抗体和补体的作用，可使细菌获得侵袭能力。测定 Vi 抗体有助于检出带菌者。

4. 抵抗力　不强，不耐热，65℃ 15 分钟即被杀死。在水中能存活 2 ~ 3 周，在粪便中可存活 1 ~ 2 个月，在冰中可存活 3 个月，故在冬春季易出现由饮水引起的伤寒流行。对一般消毒剂敏感，某些抗生素（如氨苄青霉素、氯霉素）治疗有效。

（二）致病性

1. 致病物质　主要有内毒素、Vi 抗原和菌毛，某些菌株能产生肠毒素。

2. 所致疾病

（1）伤寒和副伤寒　分别由伤寒沙门菌和甲、乙、丙型副伤寒沙门菌引起急性肠道传染病，俗称肠热症。伤寒的病程较长，约 3 ~ 4 周，症状较重；而副伤寒的病程较短，约 1 ~ 2 周，症状较轻。病菌经消化道进入小肠，在肠壁、肠系膜淋巴结内大量繁殖后，入血引起第一次菌血症，病人出现发热、不适、全身酸痛等前驱症状，随后病菌经血流扩散至肝、脾、肾、胆囊、骨髓等器官，大量繁殖后再次入血导致第二次菌血症，病人表现为持续高热、相对缓脉、肝脾肿大、皮肤玫瑰疹、外周血白细胞减少等症状。因胆囊中的病菌随胆汁进入肠道，一部分随粪便排出体外，另一部分再次侵入肠壁淋巴组织发生超敏反应，导致局部坏死和溃疡，严重者可引起肠出血和肠穿孔等并发症。肾中的细菌可随尿排出。以上病变在疾病的 2 ~ 3 周出现，若无并发症，随着免疫力的建立，病情逐渐好转。

（2）食物中毒　沙门菌是引起食物中毒的常见菌。食入含有大量细菌的食品后 8 ~ 48 小时出现恶心、呕吐、腹痛、腹泻和发热等症状，一般可持续 2 ~ 5 天。标本中常可分离到鼠伤寒沙门菌、肠炎沙门菌、猪霍乱沙门菌、甲型副伤寒沙门菌、乙型副伤寒沙门菌。

（3）败血症　病人表现为高热、寒战、厌食和贫血症状并伴有局部病变，如胆囊炎等。多由猪霍乱沙门菌引起，从血液中可检出该菌。

3. 免疫性　病后可获得牢固免疫力。沙门菌为胞内寄生菌，主要由细胞免疫发挥抗感染作用；体液免疫可杀死细胞外的细菌。

（三）实验诊断

1. 病原学诊断　伤寒病人的标本采集是在发病 1 周取外周血；第 2 ~ 3 周起取粪便、尿液、骨髓。食物中毒病人取粪便、可疑食物和呕吐物；败血症取血液。经分离培养后挑取可疑菌落，涂片染色镜检，疑为沙门菌时继续做生化反应和玻片凝集试验鉴定。也可用 SPA 协同凝集试验、ELISA 等方法检测病人血清或尿液中伤寒沙门菌与副伤寒沙门菌的可溶性抗原，协助临床早期诊断肠热症。

2. 免疫学诊断　常用肥达（Widal）试验，即用已知伤寒沙门菌 H 和 O 抗原以及甲、乙、丙型副伤寒沙门菌的 H 抗原测定可疑血清中特异性抗体含量的定量凝集试验。

（1）正常人抗体水平　一般伤寒沙门菌 O 抗体效价在 1∶80 以上，H 抗体效价在 1∶160 以上，甲、乙、丙型副伤寒沙门菌 H 抗体效价在 1∶80 以上才有诊断意义。

（2）动态观察　一般随病程延长，第二次检测的抗体效价比第一次增高 4 倍或 4

倍以上时有诊断意义，两次检测须间隔 1 周。

（3）区别 O 与 H 抗体增高的意义　因 O 抗体（IgM 型）出现较早，维持时间短，持续约半年，而 H 抗体（IgG 型）出现较晚，持续时间可长达数年，且消失后易受非特异性病原刺激而能短暂地重新出现。因此，二者同时升高时才有辅助诊断意义；同时低于正常无意义。若 O 抗体效价高而 H 抗体效价低，可能是感染的早期或是其他沙门菌引起的交叉反应。若 H 抗体效价高而 O 抗体效价在正常范围内，则有可能是以往接种过疫苗或非特异性回忆反应所致。

（四）防治原则

1. 消灭传染源　及时发现、隔离、治疗病人。

2. 切断传播途径　加强食品、饮食卫生及粪便管理。

3. 对易感人群接种伤寒与副伤寒三联疫苗　目前试用的伤寒 Vi 荚膜多糖疫苗的免疫有效期可达 3 年以上。治疗可选用环丙氟哌酸等。

四、变形杆菌属

变形杆菌属多为肠道正常菌群，也是医院感染的重要条件致病菌。

该菌呈多形态性，如杆状、球状、丝状等；有周鞭毛，运动活泼。营养要求不高，在普通或血琼脂培养基上呈迁徙生长现象，即形成纹状薄膜向远端扩延生长。变形杆菌的某些抗原与几种常见立克次体有共同抗原成分，临床上常用这些菌株代替立克次体抗原作为诊断试剂与待测血清做凝集试验，称为外 - 斐试验，以辅助诊断有关立克次体病。

变形杆菌广泛存在于水、土壤以及人和动物的肠道中，为条件致病菌，多引起继发感染，如慢性中耳炎、腹膜炎、晚期创伤感染、败血症等。

第三节　厌氧性细菌

厌氧性细菌是一大群必须在无氧条件下才能生长繁殖的细菌。根据能否形成芽胞，分为厌氧芽胞梭菌属和无芽胞厌氧菌两大类。

一、厌氧芽胞梭菌属

厌氧芽胞梭菌属是一群能形成芽胞的革兰阳性大杆菌，常存在于土壤、人及动物肠道中，多数为腐生菌。不同的厌氧芽胞梭菌的芽胞形态及其在菌体中的位置都不相同。对人致病的主要有破伤风梭菌、产气荚膜梭菌、肉毒梭菌等。

（一）破伤风梭菌

破伤风梭菌是引起破伤风的病原菌，存在于人和动物肠道中，并通过粪便污染土壤，以芽胞的形式在土壤中长期存在。经创口感染引起破伤风。

1.**生物学性状**　该菌菌体细长，具有周鞭毛，无荚膜。芽胞呈圆形，直径大于菌体宽度且位于菌体一端，似鼓槌状。革兰染色阳性，专性厌氧，常用庖肉培养基培养，在血平板上有溶血环。芽胞抵抗力强，在干燥土壤中可存活数十年。煮沸需1小时可被破坏。

2.**致病性**

（1）**致病条件**　破伤风梭菌感染的重要条件是伤口厌氧微环境。所以深而窄的伤口（如刺伤）、伴有泥土或异物污染的伤口、大面积烧伤坏死组织较多引起局部组织缺血或混合有需氧菌或兼性厌氧菌感染的伤口均易造成厌氧环境，有利于破伤风梭菌繁殖体的形成和繁殖。

（2）**致病物质**　破伤风痉挛毒素是引起破伤风的主要致病物质，为强烈的嗜神经毒素，与脊椎前角神经细胞和脑干神经细胞有高度的亲和力。

（3）**致病机制**　破伤风梭菌的芽胞侵入厌氧伤口后，发芽形成繁殖体，产生的痉挛毒素由末梢神经吸收，沿神经纤维间隙上行，到达脊髓前角或脑干，也可经淋巴吸收通过血液到达。毒素与脊髓和脑干组织中的神经节苷脂（受体）结合，封闭脊髓抑制性突触，阻止抑制性神经介质的释放，抑制神经元的反馈调节，以致屈肌、伸肌同时强烈收缩，骨骼肌强烈痉挛，造成破伤风病人特有的角弓反张、牙关紧咬等症状。严重者可因呼吸肌痉挛而窒息死亡。

3.**防治原则**　破伤风一旦发病，疗效不佳，故预防极为重要。首先应尽早清创扩创，用3%过氧化氢或1:4000高锰酸钾冲洗创口。对严重污染的创伤还应注射破伤风抗毒素（TAT）1500～3000单位紧急预防。同时，应对病人及早注射青霉素等抗生素，对儿童、军人和其他易受伤人群，有计划地进行破伤风类毒素的预防接种。

（二）产气荚膜梭菌

革兰阳性粗大杆菌，芽胞位于菌体中央或次极端，呈椭圆形，直径小于菌体宽度。在机体内能形成明显的荚膜。在牛乳培养基上能分解乳糖产酸，使酪蛋白凝固，同时产生大量气体，冲散凝固的酪蛋白，气势汹涌，称为"汹涌发酵"现象。

该菌的感染方式及致病条件与破伤风梭菌基本相同，主要引起气性坏疽、食物中毒。及时处理伤口，彻底清创，清除局部厌氧环境，切除坏死组织和使用大量抗生素为主要的治疗措施，必要时施行截肢术以防病变扩散。有条件时可使用高压氧舱疗法和多价抗毒素血清，效果显著。

（三）肉毒梭菌

该菌污染食物后，在厌氧条件下能产生肉毒毒素引起食物中毒。

革兰阳性粗短大杆菌，具有周鞭毛，无荚膜，芽胞呈卵圆形，位于菌体次极端，直径大于菌体，使菌体呈网球拍状，芽胞抵抗力很强。严格厌氧生长，在庖肉培养基上可消化肉渣而使其变黑并有恶臭味。

致病物质是肉毒毒素，为外毒素。该毒素是已知最剧烈的毒物，毒性比氰化钾强1

万倍。1mg 纯结晶毒素可使 2 亿只小白鼠死亡，对人的致死量为 0.01 μg。肉毒毒素不耐热，煮沸 20 分钟可被破坏，对所有消化酶不敏感，在人胃液中 24 小时不能破坏。肉毒毒素为嗜神经毒素，经肠道吸收入血后，作用于脑神经核及外周神经同外周神经肌肉接头处，抑制神经胆碱的释放，导致肌肉迟缓性麻痹，表现为乏力、头痛、复视、斜视、眼睑下垂、吞咽困难，严重者因呼吸肌麻痹所致窒息死亡。

容易被肉毒毒素污染的食物主要为含蛋白质丰富的厌氧食品，如豆制品（如豆瓣酱、臭豆腐），发酵制品（如甜面酱）及肉罐头、香肠、腊肠等。

加强食品尤其是罐头食品的卫生监督和管理是主要预防措施。食品加热消毒是预防的关键。尽早注射多价肉毒抗毒素是治疗肉毒中毒的最有效的特异性方法。

二、无芽胞厌氧菌

无芽胞厌氧菌大多为人体正常菌群成分，尤以皮肤、口腔、上呼吸道、消化道、泌尿生殖道最多。因其感染部位广、感染类型多、对多种抗生素不敏感、细菌学诊断困难等，已引起临床高度重视。

无芽胞厌氧菌种类繁多，主要以革兰染色阴性的脆弱类杆菌引起的感染最常见。

1. 致病性

（1）致病条件　该类细菌为条件致病菌，致病力不强，在下述条件下才会引起内源性感染：①机械性或病理性的损伤：如手术、肠穿孔等。②菌群失调：如长期应用抗生素。③机体免疫力下降：如患慢性消耗性疾病、肿瘤、烧伤及婴幼儿、老年人等。④局部形成厌氧微环境：局部组织坏死、缺血及需氧菌混合感染时。

（2）致病物质　因细菌种类不同而有差异，主要有荚膜、菌毛及多种毒素和胞外酶。

（3）感染特征　多为慢性感染，临床上有下列特征者，应考虑无芽胞厌氧菌感染：①发生在口腔、鼻窦、胸腔、腹腔和肛门会阴附近的炎症、脓肿及其他深部脓肿。②分泌物或脓肿穿刺液带血或呈黑色，有恶臭。③分泌物直接镜检可见细菌，但脓液、血液等标本用普通培养法无细菌生长。④使用氨基糖甙类抗生素（链霉素、庆大霉素等）长期治疗无效者。

（4）所致疾病　无芽胞厌氧菌感染无特定病型，大多为化脓性感染，形成局部炎症、脓肿、组织坏死，也可入血引起败血症、静脉炎等，感染部位可遍及全身。其感染无特定的部位，全身各组织系统均可发生感染。

2. 防治原则　目前尚无特异性预防方法。外科清创引流是预防厌氧菌感染的重要措施。甲硝唑、替硝唑对厌氧菌感染有较好疗效。大多数无芽胞厌氧菌对青霉素、林可霉素等敏感，对氨基糖苷类及四环素族抗生素不敏感。

第四节 分枝杆菌属

分枝杆菌属是一类细长略弯曲的杆菌，因繁殖时有分枝生长趋势而得名。一般染色法不易着色，经加温、延长染色时间才能使细菌着色，一旦着色又能抵抗盐酸乙醇的脱色，故又称为抗酸杆菌。对人致病的主要有结核分枝杆菌和麻风分枝杆菌。

一、结核分枝杆菌

结核分枝杆菌是结核病的病原菌，对人致病的主要为人型、牛型，可侵犯全身器官，以肺结核最多见。

（一）生物学性状

1.形态与染色 菌体细长略微弯曲，常聚集成团，无芽胞，无鞭毛，无荚膜。一般染色法很难着色，常用抗酸染色法染色，可将其染成红色，而非抗酸菌和细胞等则被染成蓝色。

2.培养特性 专性需氧菌，营养要求高，常用罗氏培养基培养。最适温度37℃，pH以6.5～6.8为宜。该菌生长缓慢，固体培养基上培养2～4周才出现乳白色或淡黄色菜花样粗糙型菌落。

3.抵抗力 耐干燥、耐酸碱、耐染料，对紫外线、湿热和酒精敏感，可在干燥的痰中存活6～8个月，传染性可保持8～10天。可以抵抗3%的盐酸、6%的硫酸30分钟，实验室常用此浓度的酸碱处理标本以消化标本中的黏稠物质并杀死杂菌。日光、紫外线及加热62℃～63℃15分钟、75%乙醇消毒数分钟即被杀死。对链霉素、异烟肼、利福平、乙胺丁醇等敏感，但长期用药易产生耐药性。

4.变异 本菌可发生形态、菌落、毒力及耐药性的变异，如用于预防结核病的卡介苗（BCG），就是用有毒的牛型结核分枝杆菌经人工变异而获得的减毒活菌株。该菌对抗结核药易产生耐药性，故治疗时应数种药物联合使用，增强疗效。

（二）致病性

1.致病物质 结核分枝杆菌不含内毒素，也不产生外毒素和侵袭性酶类，其致病性主要与细菌的菌体成分有关。

（1）脂质 毒性成分主要有磷脂、索状因子、蜡质D、硫酸脑苷脂。

（2）蛋白质 结核分枝杆菌含有多种蛋白质，主要为结核菌素，与蜡质D结合后引起Ⅳ型超敏反应。

2.所致疾病 本菌可经呼吸道、消化道或破损的皮肤等途径侵入机体，引起多种组织器官的结核病。其中以肺结核最常见，肺结核又可分为原发感染和继发感染：

（1）原发感染 多见于儿童，即结核分枝杆菌首次侵入机体引起的感染。该菌经呼吸道进入肺泡，在肺泡中被吞噬细胞吞噬，并在其内生长繁殖，导致细胞裂解，释放大量细菌，在肺泡内引起炎症。3～6周后由于机体产生特异性细胞免疫，90%以上的原发感染可纤维化或钙化而痊愈。但病灶中常有一定量的结核分枝杆菌，是造成继发感染的原因之一。

（2）继发感染　多见于成年人。大多是由原发病灶引起的内源性感染，也可因外界细菌再次侵入引起。由于机体已有抗结核的细胞免疫，故病灶局限，易形成结核结节和干酪样坏死，甚至液化形成空洞。细菌可随痰排出体外，传染性强，称为开放性肺结核。

（三）实验诊断

常根据临床症状、X线及结核菌素试验作出初步诊断。病原学检查具有重要诊断意义，根据病情，可采集痰、脑脊液、胸水、腹水或病变组织等标本，用抗酸染色镜检，若发现抗酸阳性细菌，结合临床症状即可作出诊断，必要时可做分离培养与鉴定。近年来也有采用ELISA法、多聚酶链反应（PCR）法等进行快速检测。

结核菌素试验　结核菌素试验是用结核菌素作为抗原，检测机体对结核分枝杆菌是否有迟发型超敏反应的一种皮肤免疫试验。

（1）结核菌素试剂　有旧结核菌素（OT）和纯蛋白衍生物（PPD），两种均为结核分枝杆菌的菌体蛋白成分。

（2）方法与结果　目前常用PPD法。取5个单位的PPD于受试者前臂掌侧皮内注射，48～72小时后观察结果，若注射部位出现红肿硬结，且直径大于5mm者为阳性，表明机体对该菌有免疫力，提示有过感染或卡介苗接种成功；若直径大于15mm者为强阳性，表明可能有活动的结核分枝杆菌感染，对临床诊断有意义；若直径小于5mm者为阴性，表示机体未感染过结核分枝杆菌或免疫力低下。

（3）应用　主要用于选择卡介苗接种对象及接种效果测定、辅助诊断婴幼儿结核病、流行病学调查及肿瘤病人的细胞免疫功能测定等。

（四）防治原则

卡介苗接种是预防结核病的有效措施。治疗可用链霉素、异烟肼、利福平等，但要注意耐药菌的产生，使用前应参考药敏试验结果。

二、麻风分枝杆菌

麻风分枝杆菌也称为麻风杆菌，是麻风的病原菌。麻风是一种慢性传染病，主要侵犯皮肤和周围神经，引起麻木性皮肤损害、神经粗大，甚至造成手、足等肢体残疾，少数病例可累及深部组织和内脏器官。

麻风杆菌为抗酸杆菌，其形态、大小、染色性与结核分枝杆菌相似。该菌是典型的胞内寄生菌，在细胞内常呈束状排列，将细胞质内含有大量麻风杆菌、细胞质呈泡沫状的细胞，称为麻风细胞。

麻风病人是主要传染源，尤其是瘤型病人的口、咽、鼻黏膜分泌物、皮疹渗出物、乳汁、精液中均有麻风杆菌排出，主要经呼吸道、破损的皮肤黏膜和密切接触等方式传播。潜伏期长，平均 2 ~ 5 年，长者可达数十年。

麻风病的诊断主要依靠微生物学检查：刮取病人鼻黏膜或皮损处病变组织涂片，经抗酸染色镜检，根据麻风细胞、麻风杆菌特点进行诊断。

麻风病无特异性预防方法，早发现、早隔离和早治疗病人为主要防治措施。治疗多采用砜类、利福平及丙硫异烟胺等药物联合应用，以防产生耐药性。

第五节　其他病原性细菌

一、霍乱弧菌

霍乱是一种烈性肠道传染病，发病急，传染性强，死亡率高。曾在历史上发生过 7 次世界性大流行，至今仍在部分地区流行，被世界卫生组织列入国际检疫的传染病之一。

（一）生物学特性

1. 形态与染色　菌体弯曲呈弧形或逗点状，菌体一端有单鞭毛，运动活泼。有菌毛、无芽胞，有些菌株有荚膜。镜检可见"鱼群样"排列；观察可见穿梭样运动，此为鉴定本菌的特征之一。

2. 培养特性　兼性厌氧，营养要求不高，耐碱不耐酸，在 pH 值 8.8 ~ 9 的碱性蛋白胨水或碱性琼脂平板上生长良好。

3. 抗原构造与分型　有 O 和 H 两种抗原。根据 O 抗原不同，可将其分为 200 多个血清群，其中 O-1 群、O-139 群可引起霍乱，其余血清群可引起人类胃肠炎等。

4. 抵抗力　较弱，对热、干燥、酸、化学消毒剂等均敏感，55℃ 15 分钟、100℃ 1 ~ 2 分钟均可使之死亡。

（二）致病性

1. 所致疾病　病人和带菌者为传染源，通过污染的水源或食物经口感染，潜伏期 1 ~ 3 天。病菌侵入小肠，在肠黏膜上皮细胞上迅速繁殖并产生肠毒素，使肠液过量分泌肠腔中，电解质和水大量潴留引起剧烈的呕吐和腹泻，排泄物呈"米泔水"样，导致水、电解质大量丧失，可因严重脱水、酸中毒及微循环衰竭而死亡。

2. 免疫性　病后可获得牢固免疫力，再感染者少见。主要为体液免疫，肠黏膜上的 sIgA 的抗感染作用明显。

（三）实验诊断

直接涂片镜检或进行悬滴检查，并选择适宜培养基进行分离培养与鉴定。免疫学快速诊断可用荧光试验、协同凝集试验等。

（四）防治原则

加强饮水、食品及粪便的卫生管理，尤其对病人和带菌者的排泄物要严格消毒处理；及时隔离、治疗病人及带菌者，对疫区人群接种霍乱疫苗，免疫力可维持3～6个月；及时补充液体和电解质，并进行抗菌治疗，是治疗霍乱的关键。

二、炭疽芽胞杆菌

炭疽芽胞杆菌为炭疽病的病原菌，炭疽是一种人畜共患的急性传染病。

（一）生物学特性

该菌为革兰阳性粗大杆菌，是致病菌中最大的细菌，常呈短链状排列，状如竹节，无鞭毛。能形成芽胞和荚膜，专性需氧，营养要求不高，在普通琼脂培养基上生长良好，可形成灰白色、扁平粗糙型菌落。

本菌芽胞的抵抗力很强，室温干燥环境中能存活20年之久，在皮毛中能存活数年，牧场一旦被污染，其传染性可保持数十年。该菌对青霉素、卡那霉素等抗生素敏感。

（二）致病性

1. 致病物质　主要是荚膜及炭疽毒素两种物质。荚膜有抗吞噬作用，有利于细菌在机体内生存、繁殖和扩散。炭疽毒素为外毒素，毒性强，是造成感染者致病和死亡的主要原因，主要引起微循环障碍，最后导致休克及死亡。

2. 所致疾病　该菌可经皮肤、呼吸道或消化道侵入机体，主要导致食草动物（羊、牛、马）炭疽病，人类接触也可感染。临床主要有皮肤炭疽、肺炭疽、肠炭疽三种类型。

（三）实验诊断

采取病人及患病动物的血液、粪便等标本直接涂片镜检或进行分离培养与鉴定。病畜不宜解剖。

（四）防治原则

预防的根本措施是加强病畜的管制，发现病畜及时进行隔离或宰杀后深埋，污染的畜毛、皮革必须消毒处理。对职业人群（牧民、饲养员、屠宰工人、皮毛加工人员）接种炭疽减毒活疫苗。治疗以青霉素为首选药，同时使用抗炭疽多价血清。

三、白喉棒状杆菌

白喉棒状杆菌是引起白喉的病原菌。

（一）生物学性状

菌体细长略弯，粗细不一，因一端或两端膨大呈棒状，故此得名。无特殊结构，革兰染色阳性。用美蓝染色后可见菌体内的异染颗粒，是本菌的主要特征，具有鉴别意义。需氧或兼性厌氧，对湿热抵抗力弱，煮沸 1 分钟可死亡。但对干燥、寒冷和日光抵抗力强。在衣物、玩具上可存活数天至数周。对一般消毒剂敏感，对青霉素、红霉素等抗生素敏感。

（二）致病性

1. 所致疾病　传染源为白喉病人或带菌者。多在秋冬季流行，主要经飞沫传播。细菌通常在鼻咽部黏膜表面生长繁殖，产生外毒素引起局部上皮细胞坏死、血管扩张、炎性细胞浸润，表现为咽喉部充血、疼痛，在咽喉部形成灰白色膜状物称为假膜。若病变逐渐扩展到喉部或气管内，可引起呼吸道阻塞，甚至窒息而死亡。

2. 免疫性　病后可获得牢固免疫力，主要为抗毒素免疫。6 个月以内婴儿可获得来自母体的抗毒素而获得被动免疫。1 ~ 5 岁儿童易感。

（三）防治原则

1. 特异预防　对幼儿接种白喉类毒素（常用百、白、破三联疫苗）进行人工主动免疫，是预防白喉的主要措施；对密切接触病人的易感者，可注射 1000 ~ 2000 单位的白喉抗毒素进行紧急预防。

2. 特异治疗　对白喉病人应早期足量使用白喉抗毒素，一般用 2 万 ~ 10 万单位做肌内注射。注射前必须做皮肤过敏试验，阳性反应者可采用脱敏疗法。

在抗毒素治疗的同时，常用青霉素、红霉素等抗生素进行抗菌治疗。

四、铜绿假单胞菌

铜绿假单胞菌俗称绿脓杆菌，广泛存在于自然界、人体皮肤、肠道和呼吸道中。该菌为条件致病菌，当机体免疫力低下时，可引起继发感染和混合感染。该菌也是医院内感染的常见细菌。

该菌为革兰阴性小杆菌，有菌毛和鞭毛，无芽胞和荚膜。需氧生长，营养要求不高，在普通琼脂平板上，能产生带荧光的水溶性色素，而使培养基或感染的脓汁呈亮绿色。在血琼脂平板上，菌落周围有透明溶血环。抵抗力较其他革兰阴性菌强，易对多种抗生素产生耐药性。

绿脓杆菌可产生多种致病物质，主要是内毒素、外毒素、蛋白分解酶等。其致病特点是引起继发感染，多发生在机体抵抗力降低时，如大面积烧伤、长期使用免疫抑制剂等，临床常见有手术后伤口感染、烧伤感染、褥疮等。局部感染的细菌可通过血流播散，导致败血症。

预防主要是严格消毒及无菌操作，减少和控制医源性感染。治疗可选用庆大霉素等。

五、流感嗜血杆菌

流感嗜血杆菌简称流感杆菌。革兰阴性小杆菌，无鞭毛和芽胞，多数有菌毛。需氧或兼性厌氧。在普通培养基上不生长，人工培养时需供给新鲜血液，故名嗜血杆菌。抵抗力较弱，对干燥和一般的消毒剂敏感。

致病物质主要是内毒素。所致疾病有原发性（外源性）感染，如鼻咽炎、化脓性关节炎等，以小儿多见；继发性（内源性）感染，如慢性支气管炎、中耳炎等。

目前尚无特异性预防方法。荚膜多糖菌苗对 18 个月以上的婴儿有较好的预防效果。治疗可用氨苄西林、氯霉素。

六、嗜肺军团菌

嗜肺军团菌可引起急性呼吸道感染，是军团病的病原菌。

该菌为革兰阴性粗短杆菌，有菌毛和鞭毛，无荚膜和芽胞。一般染色不易着色，用镀银染色呈黑褐色。为专性需氧菌，营养要求高，在一般培养基上不能生长，在自然界生活能力强。对一般消毒剂敏感。

致病物质与致病机制目前尚不清楚。菌毛的黏附作用和产生的多种酶及毒素可能是主要致病因素。本菌通过呼吸道侵入机体，临床表现有肺炎型和流感型两种类型。其中肺炎型常暴发于夏季，以中老年人多见，临床表现较严重，有高热、寒战、肾功能减退、精神紊乱等症状，病人多死于呼吸衰竭；流感型症状较轻，预后良好。军团菌为细胞内寄生菌，故细胞免疫在抗感染中起主要作用。

目前尚无特异性预防方法。治疗首选红霉素。

七、幽门螺杆菌

幽门螺杆菌于 1982 年首次从胃黏膜标本中分离成功，目前认为本菌与胃炎、消化性溃疡及胃癌等有密切关系。

该菌革兰染色阴性，菌体一端或两端有多根鞭毛，运动活泼。在胃黏液层常呈鱼群样排列。微需氧，营养要求高，生化反应不活泼，不分解糖类。

幽门螺杆菌与慢性胃炎和消化性溃疡关系密切，也是胃癌的危险因子，但其传播途径和致病物质尚不清楚。胃镜、活检钳等消毒不严可导致本菌感染，也能随食物进入胃肠。

治疗可用抗菌疗法，多采用以胶体次枸橼酸铋或抑酸剂为基础，再加两种抗生素的三联疗法。

同步训练

1. 名词解释：假膜性肠炎；M 蛋白；抗酸杆菌。
2. 金黄色葡萄球菌有哪些生物学特性？
3. 葡萄球菌、链球菌引起的化脓性炎症各有何特点？
4. A 群链球菌主要引起哪些疾病？

5. 简述淋病的传播方式及防治原则。

6. 肠道杆菌有哪些共同特性？

7. 肠热症根据病程进行病原学和免疫学检查时，如何采集标本？

8. 简述志贺菌的致病性。

9. 简述破伤风梭菌的致病条件及特异性防治方法。

10. 简述结核菌素试验的原理及意义。

11. 简述铜绿假单胞菌的致病特点。

第七章　病毒概述

病毒是一类体积微小、结构简单、仅含一种类型核酸（RNA或DNA）、须寄生在易感的活细胞内以复制方式进行增殖的非细胞型微生物。

病毒在自然界分布十分广泛，除了感染人体，还可感染动物、植物。常见的病毒性疾病有流行性感冒、肝炎、麻疹、狂犬病、艾滋病等。病毒性疾病具有传染性强、流行广泛、缺少有效药物、引起持续性感染等特点。某些病毒还与肿瘤、自身免疫疾病的发生密切相关，近来不断发现新病毒引起的人类疾患。

 知识要点

1. 病毒的主要生物学性状、病毒的感染与抗病毒免疫。
2. 病毒感染的预防方法。
3. 病毒感染的微生物学检查法。

第一节　病毒的生物学性状

一、病毒的大小与形态

（一）病毒的大小

病毒体积微小，必须用电子显微镜放大数千至数万倍才能看到，常以纳米（nm，$1nm = 1/1000\mu m$）为测量单位。各种病毒体大小差别悬殊，近年来法国科学家在冷水塔的阿米巴细胞中发现的咪咪病毒（minivirus）个体最大，直径可达800nm，最小的约为20nm，大多数病毒在100nm左右。

（二）病毒的形态

病毒形态因种类不同而异，多数呈球形或近似球形，少数为弹状（如狂犬病病毒）或砖状（如痘病毒）；感染细菌的病毒（噬菌体）呈蝌蚪状；植物病毒（如烟草花叶病毒）

多呈杆状（图 7-1）。使人和动物致病的病毒多为球形。

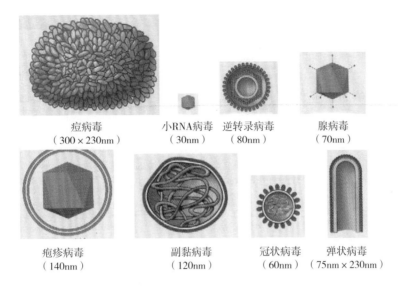

痘病毒
（300×230nm）

小RNA病毒
（30nm）

逆转录病毒
（80nm）

腺病毒
（70nm）

疱疹病毒
（140nm）

副黏病毒
（120nm）

冠状病毒
（60nm）

弹状病毒
（75nm×230nm）

图 7-1 病毒的形态与结构示意图

二、病毒的化学组成与结构

（一）病毒的化学组成

病毒的主要化学成分是蛋白质和核酸（RNA 或 DNA），有些病毒含有少量的糖类和脂类。

（二）病毒的结构

病毒的基本结构由核心和衣壳两部分构成，共同构成核衣壳，又称裸露病毒。有些病毒在核衣壳外还有一层包膜，称包膜病毒（图 7-2）。这两种病毒都是结构完整的、具有感染性的病毒颗粒，统称为病毒体。

1. **核心** 核心是病毒的中心结构，由一种核酸（RNA 或 DNA）组成。根据核酸类型不同可将病毒分为 RNA 病毒和 DNA 病毒两大类。核酸即为病毒的遗传基因，控制着病毒的遗传、变异、增殖、传染等生物学性状。

2. **衣壳** 衣壳是指包围在病毒核心外面的一层蛋白质结构。衣壳由一定数量的壳粒（即蛋白质亚单位）组成。由于壳粒有规律的排列，使病毒衣壳呈现出 3 种构型，即 20 面体立体对称型、螺旋对称型和复合对称型，可作为病毒鉴定和分类的重要依据。衣壳的功能是：①保护作用，使病毒核酸免受核酸酶的破坏。②具有吸附作用，与病毒吸附、进入易感细胞密切

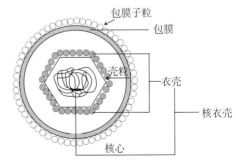

包膜子粒
包膜
壳粒
衣壳
核衣壳
核心

图 7-2 病毒体的结构示意图

相关。③具有免疫原性，可诱发机体产生特异性免疫应答。

3. 包膜　包膜是包裹在病毒核衣壳外面的一层膜状结构，主要由蛋白质、脂类和少量糖类组成。包膜是某些病毒在复制成熟过程中以"出芽"方式通过宿主细胞膜或核膜时获得。在某些病毒的包膜表面还具有长短不一、呈放射状排列的突起，称为刺突。包膜的主要作用是：①保护病毒的核衣壳。②介导病毒吸附、穿入易感细胞，有助于病毒致病。③包膜脂蛋白可引起机体出现发热、中毒等症状。④免疫原性强，可刺激机体产生相应抗体。

三、病毒的增殖

病毒以复制方式进行增殖。由于病毒缺乏产生能量的酶系统和细胞器，不能独立地进行代谢，必须在易感的宿主细胞内依靠宿主细胞提供原料，并在病毒基因组的控制下合成子代病毒，这种增殖方式称为复制。

（一）病毒的复制周期

病毒以其基因为模板，通过 DNA 多聚酶或 RNA 多聚酶等作用，指令宿主细胞停止合成细胞的蛋白质与核酸，转为复制病毒的基因组，转录、翻译出病毒蛋白，组装释放出子代病毒的过程称为病毒的一个复制周期。病毒的一个复制周期包括吸附、穿入、脱壳、生物合成及装配与释放五个阶段（图7-3）。

1. 吸附　病毒体依靠其表面结构与易感细胞表面受体的特异性结合，而黏附在细胞膜表面的过程称为吸附。吸附具有特异性，决定了病毒嗜组织的特性。

2. 穿入　是指病毒核酸或感染性核衣壳通过融合、胞饮或直接进入三种方式穿过细胞膜进入胞浆的过程。无包膜病毒通过易感细胞的胞饮或病毒体直接穿入方式进入细胞，有包膜病毒多数通过包膜与宿主细胞膜融合后进入细胞。

3. 脱壳　即病毒脱去衣壳释放核酸的过程，是病毒在宿主细胞内能否进行复制的关键。多数病毒在穿入细胞时在溶酶体作用下完成脱壳过程。

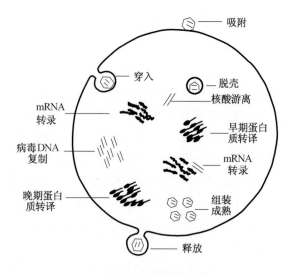

图7-3　病毒的复制

4. 生物合成　在病毒基因组控制下，由宿主细胞复制病毒核酸和合成蛋白质的过程，称为生物合成。此期在宿主细胞内查找不到完整的病毒颗粒，故称为隐蔽期。

5. 装配与释放　病毒衣壳蛋白和核酸在宿主细胞内组合成核衣壳的过程，称为组装。不同种类的病毒可在宿主细胞不同的部位进行组装。病毒从宿主细胞游离出来的过程，称为释放。无包膜病毒常在宿主细胞内集聚，破坏细胞后释放出来；有包膜病毒则以"出芽"方式通过宿主细胞膜时获得包膜后才释放到细胞外。释放出的完整病毒颗粒才具有感染性。

（二）包涵体

某些病毒在宿主细胞内增殖，其细胞质或细胞核内会出现一种光学显微镜下可见的斑块结构，称为包涵体。它是病毒在细胞内增殖的场所，不同病毒所形成的包涵体特征各异，检查包涵体有助于某些病毒性疾病的辅助诊断，有一定的鉴别作用。

知识拓展

病毒的异常增殖

病毒在宿主细胞内进行复制，常会出现异常增殖现象：①顿挫感染：病毒在细胞内不能复制或复制后不能组装成完整的病毒体。②缺损病毒：带有不完整基因组的病毒，这些病毒成分被释放出来后，都没有独立感染细胞的能力。

四、病毒的干扰现象与干扰素

（一）干扰现象

两种病毒感染同一宿主细胞时，可发生一种病毒抑制另一种病毒增殖的现象，称为病毒的干扰现象。干扰现象在异种、同种、同型甚至同株病毒之间均可发生。通常是先进入细胞的病毒干扰后进入的病毒、死病毒干扰活病毒、缺损病毒干扰完整病毒。由于病毒之间的相互干扰可终止感染，使机体康复，故干扰现象在机体固有免疫中发挥着重要的作用。一般认为，干扰现象的出现与干扰素的产生有关。

干扰现象对疫苗的合理使用有指导意义：①接种减毒活疫苗诱生干扰素能阻止毒力较强的病毒感染，故疫苗接种宜安排在疾病流行之前。②同时接种两种病毒疫苗时可因发生干扰而影响疫苗的效果。③有时疫苗也可被体内原有的病毒所干扰，因此脊髓灰质炎减毒活疫苗一般安排在冬季接种，以避免夏季肠道病毒的干扰。

（二）干扰素

干扰素（IFN）是病毒或干扰素诱生剂刺激机体细胞所产生的一组特殊糖蛋白，具有抗病毒、抗肿瘤和免疫调节等多种生物学活性。人和动物的多种细胞均可产生干扰素，如巨噬细胞、单核细胞、淋巴细胞等。

1. 干扰素的种类　根据人类细胞产生的干扰素的免疫原性不同，可将其分为两型三种：①Ⅰ型干扰素：包括人白细胞产生 IFN-α 和人成纤维细胞产生的 INF-β。②Ⅱ型干扰素：是指 T 细胞产生的 IFN-γ，又称为免疫干扰素，是重要的细胞因子。

2. 干扰素的作用机制 细胞合成干扰素后可将其分泌到细胞外，干扰素即可与敏感细胞表面的干扰素受体结合，作用于该细胞的基因，使之合成抗病毒蛋白。抗病毒蛋白既能阻断病毒蛋白质的合成，亦可影响病毒的组装与释放，从而间接发挥抗病毒感染的作用。

3. 干扰素的作用特点 ①广谱性：一种病毒诱导细胞产生的干扰素，几乎能抑制所有病毒的增殖。②特异性：干扰素对所保护的宿主细胞具有高度的种属特异性，即人类细胞产生的干扰素只能保护人类细胞，对动物细胞则无效。③间接性：干扰素不能直接干扰病毒的复制过程，而是通过抗病毒蛋白质的作用间接干扰病毒复制。

五、病毒的抵抗力

病毒受理化因素作用失去感染性，称为病毒的灭活。多数病毒对理化因素抵抗力不强，耐冷不耐热，加热 60℃ 30 分钟，除肝炎病毒外（则需 100℃ 10 分钟），其他病毒均可被灭活。温度越低保存活力越久，在 −20℃ 以下或用冷冻真空干燥可保存病毒数月或数年。病毒核酸对射线较敏感，如 γ 射线、X 射线及紫外线等都能将病毒灭活。

病毒对过氧化氢、高锰酸钾、过氧乙酸、乙醇、甲醛等均较敏感，有包膜的病毒对脂溶剂（如乙醚、氯仿、去氧胆酸钠等）敏感。多数病毒对 50% 甘油盐水耐受性强，故常作为病毒标本的保存液。病毒对抗生素不敏感。某些中草药如大青叶、板蓝根、白花蛇舌草等对病毒有抑制作用。

病毒对抗生素不敏感，但对干扰素敏感；细菌对抗生素敏感却对干扰素不敏感。

六、病毒的变异

病毒具有变异性。病毒变异可自然发生，也可人工诱导，重要的有以下两种：

1. 抗原结构变异 大多数病毒的抗原结构是比较稳定的，不容易发生变异。少数病毒（如甲型流感病毒）的抗原结构极易发生变异而形成新的变异株，不仅可造成疾病的流行，也给疾病的预防带来很大困难。

2. 毒力变异 是病毒对宿主致病能力的变异。通常是在自然条件下或采用人工的方法使病毒的毒力减弱或消失，制成活疫苗用于病毒性疾病的预防，如目前已在临床使用的麻疹减毒活疫苗、乙型脑炎减毒活疫苗、甲型肝炎减毒活疫苗等。但病毒的毒力也能由弱变强发生变异，从而使病情加重。

第二节 病毒的感染与抗病毒免疫

一、病毒的感染

（一）病毒的感染途径与方式

1. 水平感染 亦称后天感染，指病毒在个体之间的传播。其常见传播途径有：①呼吸道传播，如流感病毒。②消化道传播，如甲型肝炎病毒、脊髓灰质炎病毒。③皮肤传播，如乙脑病毒经蚊叮咬、狂犬病毒经动物咬伤从皮肤侵入。④血源传播，病毒通过输血、手术、注射等方式直接入血，如人类免疫缺陷病毒（HIV）、乙型肝炎病毒（HBV）。⑤性接触途径传播，如HIV。⑥多途径传播，有些病毒可经多种途径侵入人体，如HBV、HIV等。

2.**垂直感染**　是指病毒通过胎盘或产道直接由母体传播给胎儿的方式，如HIV、HBV、巨细胞病毒的传播等。此种感染方式很难控制，对胎儿危害极大，可引起胎儿畸形、早产、死胎。

（二）病毒的致病机制

病毒侵入机体后，首先进入易感细胞并在细胞中增殖，并扩延到多数细胞，最终导致组织器官的损伤、功能障碍。显然，病毒的致病作用表现在细胞和机体两个水平上。

1.**病毒对宿主细胞的直接作用**

（1）细胞溶解死亡　某些病毒在宿主细胞内增殖后，可导致宿主细胞溶解死亡，即杀细胞感染。多见于无包膜病毒（如脊髓灰质炎病毒、腺病毒等）的感染。

（2）细胞膜改变　某些病毒感染宿主细胞后，不引起细胞溶解死亡，即非杀细胞感染或稳定状态感染，多见于有包膜病毒的感染，如流感病毒、麻疹病毒、疱疹病毒等。这些病毒虽不破坏细胞，但能引起宿主细胞膜发生改变：①病毒在细胞内复制，使细胞膜表面出现由病毒基因编码的抗原，成为免疫细胞进攻的靶细胞。②病毒感染的细胞与相邻的正常细胞融合，形成多核巨细胞，有利于病毒的扩散。

（3）形成包涵体　某些病毒感染宿主细胞后，在胞质或胞核内可形成圆形或椭圆形的斑块，称为包涵体。包涵体的形状、染色性及在细胞内的位置常由于病毒种类不同而有所不同，故可协助诊断某些病毒性疾病。

（4）细胞转化　某些病毒感染细胞后，可将其核酸整合于宿主细胞的染色体中，导致细胞发生转化，增殖变快，与肿瘤的形成有关。

2.**病毒感染对机体的致病作用**　病毒感染机体后，病毒抗原或受染细胞表面出现的新抗原，均可刺激机体产生特异性免疫应答，通过Ⅱ、Ⅲ、Ⅳ型超敏反应导致免疫病理损伤。

（三）病毒的感染类型

病毒感染机体后，可表现出不同的临床类型：

1.**隐性感染**　病毒进入机体后，不出现临床症状的感染称为隐性感染，又称亚临床感染。某些疾病通过隐性感染可使机体获得特异性免疫力，如甲型肝炎、脊髓灰质炎等。病毒隐性感染十分常见，因不出现临床症状，容易造成漏诊和误诊。但病毒仍可在体内增殖并向外界播散，成为重要的传染源。隐性感染者常通过健康体检或普查才被发现，在流行病学上有重要意义。

2.**显性感染**　病毒侵入机体后，引起明显的临床症状者称为显性感染（即传染病），包括以下两种类型：

（1）**急性感染**　一般潜伏期较短，起病急，病程多为数日或数周。疾病痊愈后，病毒可从体内消失，如流行性感冒、甲型肝炎等。

（2）**持续性感染**　病毒在体内持续存在数月、数年或终身携带，机体可出现或不出现临床症状，但病毒可不断排出体外，成为重要的传染源。持续性感染包括：①慢性感染：隐性或急性感染后，病毒未被完全清除，仍在体内持续增殖，临床症状反复发作、迁延不愈，如乙型肝炎等。②潜伏感染：原发感染后，病毒长期潜伏在某些组织细胞内，与机体处于相对平衡状态，不出现临床症状。若平衡被破坏，病毒即可大量增殖，引起临床症状，如水痘－带状疱疹等。③慢发病毒感染：为慢性发展、进行性加重的病毒感染。潜伏期较长，可达数月、数年甚至数十年，一旦出现症状，即表现为进行性加重，直至死亡，如麻疹病毒感染后引起的亚急性硬化性全脑炎（SSPE）。

二、抗病毒免疫

机体抗病毒感染的免疫应答包括先天性免疫与获得性免疫。先天性免疫在病毒感染早期起，具有限制病毒迅速增殖及扩散的作用，但并不能将病毒彻底清除。获得性免疫在抗病毒感染过程中发挥更重要的作用，是最终清除病毒的主要因素。

（一）先天性免疫的抗病毒作用

先天性免疫即非特异性免疫。健康完整的皮肤和黏膜是机体抗病毒感染的第一道屏障；血－脑屏障能阻止病毒侵入中枢神经系统；胎盘屏障能有效保护胎儿免受来自母体的感染；机体的单核－吞噬细胞可吞饮、灭活侵入的病毒；NK 细胞可杀伤带有病毒抗原的靶细胞；干扰素在病毒感染早期即可产生，可干扰病毒的复制，阻止病毒在机体内的扩散，使病程终止。

（二）获得性免疫的抗病毒作用

获得性免疫又称特异性免疫，由于病毒具有较强的抗原性，可诱导机体产生有效的体液免疫和细胞免疫。由于病毒在细胞内复制，决定了体液免疫在抗病毒感染中的作用有限，主要作用于细胞外游离的病毒，通过抗体的中和作用、ADCC 作用或通过激活补体，使病毒裂解。对于已经侵入细胞内病毒的清除主要依靠细胞免疫功能，参与的免疫细胞为细胞毒 T 细胞（Tc）和迟发型超敏反应 T 细胞（TD）。

第三节　病毒感染的检查方法与防治原则

一、病毒感染的检查方法

（一）标本的采集、保存与送检

临床上应高度重视病毒感染标本的采集、保存与送验，任何环节处理不当，将直接影响检测结果。

采集病毒标本时，要在疾病早期或病人用药之前。采集的种类可根据临床症状或感染部位不同，分别采取痰液、鼻咽分泌物、血液、脑脊液、粪便及受染组织等。对采到的标本应注意"低温保存，迅速送验"，标本采集后即要将标本置于冰壶中保存并迅速送至病毒检查室进行分离培养与鉴定。若不能立即送检，可冷藏或将标本置于50%甘油盐水缓冲液中保存。

病毒标本若被细菌污染，可加入适量抗生素（如青霉素等）处理。如做血清学检查，则应在病初和恢复期分别采取两份血清标本以对照其中的抗体含量。

（二）病毒的分离培养

病毒有严格的细胞内寄生性，故分离培养病毒必须有易感活细胞。常用的培养方法有动物接种法、鸡胚培养法和组织细胞培养法，其中最理想的是组织细胞培养法，可通过细胞发生的各种病变鉴定病毒的种类。

（三）病毒感染的快速诊断

1.形态学检查 由于大多数病毒体积较小，需用电子显微镜才能观察到。在光学显微镜下只能观察到体积较大的痘病毒或病毒感染后的细胞病变，如包涵体、多核巨细胞等。

2.免疫学检查 近年来，免疫标记技术在临床诊断病毒性疾病中有着重要的作用，如ELISA、免疫荧光法、免疫印迹法、放射免疫法、胶体金法等。特别是ELISA法和胶体金法目前应用最广。这些方法操作简便、反应迅速、特异性强、敏感度高，是目前较为理想的快速诊断法。

3.病毒核酸检测法 常用的方法有：①核酸杂交技术：是一种利用核酸探针技术检测标本中有无病毒核酸的方法。②PCR：是一种核酸体外扩增技术。当标本中核酸含量甚微不易测出时，可利用该技术通过简单的酶促反应，在短时间内使待测DNA迅速扩增至数百万倍，有利于结果的判断。目前该技术在临床上已用于多种标本的检测。

二、病毒感染的防治原则

（一）特异性预防

目前临床上对病毒性疾病尚无特效药物治疗，应以预防为主。主要是采用人工免疫进行特异性预防。

1.人工主动免疫 接种疫苗是预防病毒感染最有效的方法，常用疫苗主要有：①减毒活疫苗：如麻疹疫苗、流感疫苗、流行性腮腺炎疫苗、风疹疫苗、甲肝疫苗、脊髓灰质炎疫苗等。②灭活疫苗（死疫苗）：如乙型脑炎疫苗、狂犬疫苗、流感疫苗、甲型肝炎疫苗等。③基因工程疫苗：如乙型肝炎疫苗等。此外还有亚单位疫苗、重组载体疫苗等。

2. 人工被动免疫　人工被动免疫主要用于某些病毒性疾病的紧急预防，如麻疹、甲型肝炎等。常用制剂有胎盘球蛋白、血清丙种球蛋白、乙型肝炎免疫球蛋白、抗病毒免疫血清、转移因子等。

（二）病毒感染的治疗

临床常用于抗病毒的药物有利巴韦林、阿昔洛韦、阿糖腺苷等，但其只对某些病毒有一定疗效。干扰素目前已广泛应用于临床治疗某些病毒性疾病，如乙型肝炎、带状疱疹等。此外，许多中草药也有一定的抗病毒作用，如大青叶、板蓝根、金银花、连翘、蒲公英等。

同步训练

1. 名词解释：病毒、干扰现象、干扰素、包涵体。
2. 为什么说病毒性疾病对人类健康威胁极大？
3. 试比较病毒与细菌在生物学性状、致病性、免疫性等方面的不同点。
4. 病毒的核心、衣壳、包膜各有何作用？
5. 干扰素的种类有哪些？作用特点是什么？
6. 什么是垂直感染？有何危害？经垂直感染的常见病毒种类有哪些？
7. 病毒可通过哪些方面造成宿主细胞的损伤？
8. 怎样预防病毒性疾病？

第八章　常见病毒

随着全球气候等生存环境的人为破坏，一些新的病毒也随之不断产生，人类面临着与病毒长期的斗争，如病毒性肝炎、艾滋病、SARS 等都曾在地球上肆无忌惮的流行。病毒性疾病长期危害着人类的健康生存。

 知识要点

　1.流感病毒的抗原结构、分型与变异的原因。
　2.常见病毒性疾病的预防方法。
　3.病毒感染的微生物学检查法。
　4.肝炎病毒、人类免疫缺陷病毒、乙脑病毒、狂犬病毒的传染源与传播途径。
　5.肠道病毒的共同特征及乙肝病毒的免疫学检查法。

第一节　呼吸道病毒

呼吸道病毒是指主要以呼吸道为传播途径，引起呼吸道局部病变或呼吸道以外组织器官病变的一类病毒。在急性呼吸道感染中约 90% 以上由病毒引起，大多数病毒具有传染性强、传播速度快、起病急、难控制、病后免疫力不持久等特点。常见的呼吸道病毒有流行性感冒病毒、麻疹病毒、SARS 冠状病毒、流行性腮腺炎病毒和风疹病毒等。其中对人类威胁最大的是流行性感冒病毒。

一、流行性感冒病毒

流行性感冒病毒（简称流感病毒）是引起流行性感冒（简称流感）的病原体。流感病毒可分为甲（A）、乙（B）、丙（C）三型，其中甲型流感病毒最易引起大流行，甚至发生世界性大流行，危害严重。

（一）生物学性状

1. 形态与结构　病毒颗粒多呈球形，直径 80 ~ 120nm。为单链 RNA、有包膜病毒。结构有核衣壳、包膜和刺突：①核衣壳：位于病毒内部，呈螺旋对称性，有单股 RNA 和包绕其外的核蛋白及多聚酶组成。核酸分节段是病毒在复制过程中极易发生基因重组而变异的主要原因。②包膜和刺突：包膜分两层。内层是内膜蛋白（M 蛋白），具有保护核区、维持病毒外形的作用，型的特异性。外层脂质双层膜，其对病毒的核衣壳具有保护作用，并能维持病毒形状和结构的完整性。其上镶嵌有两种由病毒基因编码的糖蛋白刺突：一种是血凝素（hemagglutinin, HA），一种是神经氨酸酶（neuraminidase, NA）。两种刺突构成了流感病毒的表面抗原，极易发生变异，故为流感病毒划分亚型的依据（图 8-1）

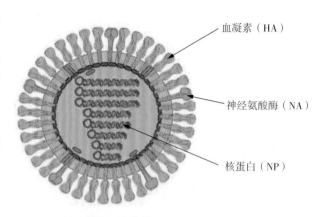

图 8-1　流感病毒形态结构

血凝素（HA）

神经氨酸酶（NA）

核蛋白（NP）

2. 分型　根据核蛋白和 M 蛋白的抗原结构不同，可将流感病毒分为甲、乙、丙三型；其中甲型流感病毒又可据 HA 和 NA 的抗原结构不同分为若干亚型。

3. 抗原变异与流行的关系　抗原变异是流感病毒最突出的特征，尤其是甲型流感病毒的 HA、NA 变异频繁，是造成流行的主要原因。甲型流感病毒自 1933 年被分离出来，至今已经历过数次重大的变异。

流感病毒的抗原变异通常有两种形式：①抗原漂移：是指抗原发生小幅度的变异，系量变。主要是由于基因点突变所致，可使病毒出现新的变异株，只引起局部中、小规模的流行。②抗原转变：是指抗原发生了大幅度的变异，系质变。此可能与基因重组有关，可使病毒形成新的亚型。由于人群对新亚型缺乏免疫力，从而可引起大规模流行，甚至暴发世界大流行。乙型流感病毒常引起局限性流行；丙型流感病毒一般只引起散发，较少引起流行。

4. 抵抗力　抵抗力较弱。56℃ 30 分钟可灭活；对干燥、紫外线及乙醚、甲醛、乳酸等敏感；在酸性环境中更易灭活，但在 -70℃ 或冷冻干燥后可长期保存。

（二）致病性与免疫性

1. 致病性　流感是冬春季易发的急性呼吸道传染病，但当发生流行或暴发流行时季节性不明显。传染源主要是病人，但也有隐性感染者或感染的动物。其发病前后 2 ~ 3 天，病人鼻咽分泌物中可排出大量病毒颗粒，此时传染性最强。传播途径主要是病毒随飞沫传播。潜伏期为 1 ~ 4 天。病毒主要在呼吸道黏膜柱状上皮细胞内增殖，导致细胞变性、坏死、脱落，黏膜充血、水肿。病人常突然发病，出现畏寒、头痛、发热、咽痛、鼻塞、流涕、咳嗽、浑身酸痛等局部及全身症状，有时伴有呕吐、腹痛、腹泻等消化道症状。流感病毒仅在呼吸道局部增殖，一般不进入血流。病程为 3 ~ 5 天。流感发病率高，但病死率低，若无并发症，病人即痊愈。死亡病例多见于有细菌感染等并发症的老年人或婴幼儿。

2. 免疫性 机体受病毒感染或接种疫苗后，可产生对同型病毒的短暂免疫力。主要是呼吸道局部抗体 sIgA 的抗感染作用。各亚型之间无交叉免疫。

（三）防治原则

流感病毒传染性强、传播速度快、人群感染率高，故预防是关键。应注意加强锻炼，多饮水。疾病流行期间外出应戴口罩，养成勤洗手的好习惯，避免去人群聚集的环境。注意室内的空气流通与消毒，公共场所可用乳酸溶液（每 100m³ 空间用 2 ~ 4ml 乳酸加 10 倍水）加热熏蒸能起到灭活空气中流感病毒的作用。预防流感最有效的方法是接种流感疫苗。目前使用的流感疫苗有三种，即全病毒灭活疫苗、裂解疫苗和亚单位疫苗。要在流感流行高峰前 1 ~ 2 个月接种，需多次接种，可起到一定的预防作用。

流感的治疗尚无特效药物，主要是对症治疗和预防继发感染。盐酸金刚烷胺是预防和治疗甲型流感的常用药物，但已发现有耐药毒株。干扰素、中草药等有一定的防治效果。

> ### 医学前沿
>
> #### H7N9 型禽流感
>
> H7N9 型禽流感病毒是全球首次发现的新亚型流感病毒。
>
> 根据人感染 H7N9 禽流感诊疗方案（2013 年第 1 版），人感染 H7N9 禽流感传染源目前尚不明确，根据以往经验及本次病例流行病学调查，推测可能为携带 H7N9 禽流感病毒的禽类及其分泌物或排泄物。传播途径为经呼吸道传播，也可通过密切接触感染的禽类分泌物或排泄物等被感染，直接接触病毒也可被感染。现尚无人与人之间传播的确切证据。现阶段高危人群主要是从事禽类养殖、销售、宰杀、加工业者，以及在发病前 1 周内接触过禽类者。诊疗方案指出，人感染 H7N9 禽流感潜伏期一般为 7 天以内。
>
> 病人一般表现为流感样症状，如发热、咳嗽、少痰，可伴有头痛、肌肉酸痛和全身不适。重症病人病情发展迅速，表现为重症肺炎，体温大多持续在 39℃以上，出现呼吸困难，可伴有咯血痰；可快速进展出现急性呼吸窘迫综合征、纵隔气肿、脓毒症、休克、意识障碍及急性肾损伤等。

二、麻疹病毒

麻疹病毒是引起麻疹的病原体。麻疹是儿童常见的一种以发热、呼吸道炎症及全身丘疹为特征的呼吸道传染病。

（一）生物学性状

麻疹病毒呈球形，直径约 150nm；免疫原性稳定，只有一个血清型。抵抗力较弱，加热 56℃ 30 分钟可被灭活，对日光、紫外线及多种消毒剂敏感。

（二）致病性与免疫性

麻疹是一种典型的出疹性传染病，病人是主要传染源，在出疹前后 4 ~ 5 天传染性最强，易感者接触后几乎都发病。通过飞沫传播，也可经用具、玩具或密切接触传播。

病毒侵入呼吸道黏膜上皮细胞内增殖，然后入血形成第一次病毒血症。病毒随血流侵入全身淋巴组织内增殖，再次释放入血形成第二次病毒血症，并播散至全身皮肤黏膜毛细血管等组织，病人出现发热、咳嗽、口腔黏膜斑（又称柯氏斑或 Koplik 斑）、全身皮肤出现红色斑疹等症状。若无并发症，数天后红疹消退，麻疹自然痊愈。年幼体弱的患儿易并发细菌感染，引起肺炎、支气管炎和中耳炎等。极个别病人在患病数年后可引起亚急性硬化性全脑炎（SSPE），属慢发性病毒感染，为罕见病，多在 1 ~ 2 年内死亡。麻疹病后可获得持久的免疫力。

（三）实验诊断与预防

麻疹临床症状典型，一般不需进行实验室检查，如临床需要，可采集呼吸道、血液标本，观察多核细胞及包涵体，也可进行免疫学检查协助诊断。接种麻疹减毒活疫苗是预防的主要方法。有密切接触史者，在接触后 5 天内肌注免疫球蛋白，可防止发病或减轻症状。

三、SARS冠状病毒

SARS 冠状病毒是引起严重急性呼吸综合征（SARS）的病原体。我国将该病毒所致疾病称为传染性非典型肺炎，俗称"非典"。2002 年 11 月，在我国广东省佛山市发现了首例 SARS 病人，随后在世界多个国家和地区均有疫情报道。2003 年 4 月 16 日 WHO 确定，SARS 是由一种新型冠状病毒引起的急性呼吸道传染病。

该病毒形态多不规则，近似球形，直径 80 ~ 160 nm。核心为单股 RNA，衣壳呈螺旋对称型，有包膜。包膜上有刺突，其末端膨大呈棒状，形似花冠，故名冠状病毒。该病毒抵抗力较弱，56℃ 30 分钟即可被灭活，对乙醚等脂溶剂均较敏感。

SARS 的传染源主要是病人。传播途径主要为近距离飞沫传播，特别是在密闭的环境中感染率更高，亦可经粪 – 口途径感染。易受感染的高危人群是与病人密切接触者，如病人家属、医护人员等。流行季节多在冬春季。潜伏期平均为 3 ~ 7 天。主要症状有高热、头痛、肌肉痛、干咳、胸闷气短等。严重者可见呼吸困难和低氧血症，继而出现呼吸窘迫、休克、DIC 及心律失常等症状，病死率极高。感染后，机体可产生特异性抗体 IgM 和 IgG，有一定的免疫作用。

知识拓展

关于 SARS

核酸检测法是目前对 SARS 冠状病毒最好的快速诊断方法。目前尚无疫苗预防和特效的治疗药物。提高机体免疫力、严格控制传染源及切断传播途径是预防 SARS 的有效措施。我国已将 SARS 列入乙类法定传染病，但防治措施按甲类标准执行。

四、其他呼吸道病毒

其他呼吸道病毒有流行性腮腺炎病毒、风疹病毒等。病毒所致疾病及预防方法见表 8-1。

表 8-1　其他呼吸道病毒

名称	主要特性	所致疾病	防治原则
腺病毒	球形、无包膜、DNA 型、呼吸道、消化道或密切接触传播	肺炎，眼结膜炎，胃肠炎，病后对同型病毒有牢固性免疫	无特异性防治方法
腮腺炎病毒	球形，有包膜，RNA 型	腮腺炎，并发睾丸炎、卵巢炎，病后牢固免疫	接种减毒活疫苗或麻疹-流行性腮腺炎-风疹疫苗
风疹病毒	球形，有包膜，RNA 型	风疹，先天性风疹综合征，牢固性免疫	减毒活疫苗，孕妇监测

第二节　肠道病毒

肠道病毒是通过污染的食物饮水，经消化道传播的一类病毒。对人致病的主要有脊髓灰质炎病毒、柯萨奇病毒、埃可病毒、轮状病毒、新型肠道病毒等，均属小型 RNA 病毒，无包膜，具典型的粪-口途径感染方式。

肠道病毒的共同特征为：①病毒体呈球形，核心为单股 RNA，衣壳呈 20 面体立体对称型，无包膜。②对理化因素抵抗力较强，耐酸、耐乙醚。对紫外线、干燥敏感，不耐热，56℃ 30 分钟可灭活病毒。在粪便或污水中可存活数月。③多在夏秋季流行，经粪-口途径传播，苍蝇、蟑螂是重要传播媒介。④临床症状复杂，可引起人类多种疾病。

一、脊髓灰质炎病毒

脊髓灰质炎病毒是引起脊髓灰质炎的病原体。病毒主要侵犯脊髓前角运动神经细胞，可引起肢体弛缓性麻痹，多见于儿童，故称小儿麻痹症。

（一）生物学性状

病毒呈球形，直径 27nm，为小型 RNA 病毒。无包膜，衣壳为 20 面体立体对称型。据病毒的抗原结构不同，可分为三个血清型，即Ⅰ、Ⅱ和Ⅲ型，三型均可引起人类感染，各型间无交叉免疫。病毒在自然环境中的生存力很强，在粪便和污水中可存活数月。耐酸，不被胃酸和胆汁所灭活。对热、干燥、紫外线等敏感。

（二）致病性与免疫性

传染源为病人和病毒携带者，经粪 - 口途径感染。人感染后，绝大多数（90% ~ 95%）表现为隐性感染，只有少数显性感染。病毒首先在咽部黏膜和淋巴结及肠壁淋巴组织中增殖后入血，形成第一次病毒血症，表现为短暂的发热、头痛、恶心等症状。病毒随血流侵入单核吞噬系统增殖后，再次入血引起第二次病毒血症，此期若病毒侵入中枢神经系统，可在脊髓前角运动神经元内增殖，使所支配的肢体发生迟缓性麻痹，严重者（延髓麻痹型）可因呼吸肌麻痹造成死亡。

无论隐性或显性感染，机体对同型病毒都可产生持久的免疫力。保护性免疫以体液免疫为主，肠黏膜局部的 sIgA 可阻止病毒的吸附和增殖，血清中的 IgG 和 IgM 型抗体可阻止病毒向中枢神经系统扩散。6 个月以内的婴儿因有母体抗体的保护较少感染。

（三）防治原则

脊髓灰质炎可防难治，患儿一旦出现肢体麻痹，易成为终生残疾，甚至危及生命，故预防甚为重要。一般预防除隔离病人外，还要搞好"三管一灭"，即加强粪便、水源及食品卫生监督管理，消灭苍蝇，防止病从口入。特异性预防主要是对婴幼儿和儿童接种脊髓灰质炎减毒活疫苗。

知识拓展

手足口病

1981 年我国在上海发现手足口病，至 2008 年 4 月安徽省阜阳市爆发该病，全国 31 个省、自治区、直辖市均有病例报告。手足口病是由数种肠道病毒感染所致，各地流行中常见病原是柯萨奇病毒 A 组 16 型（即 CoxA16）等。手足口病是由于接触病人，通过日常生活用品、食具、玩具的污染经口感染的，也可通过呼吸道传播。多发生于 5 岁以下儿童。可引起手、足、口腔等部位的疱疹，少数患儿可引起心肌炎、肺水肿、无菌性脑膜脑炎等并发症。个别重症患儿病情发展快，可导致死亡。手足口病目前并无疫苗，也没有特效药。预防要注意个人卫生和环境卫生，做到"洗净手、喝开水、吃熟食、勤通风、晒衣被"等，也可辅以中药预防。

二、轮状病毒

轮状病毒是引起婴幼儿严重胃肠炎的主要病原体，可导致婴幼儿死亡。

（一）生物学性状

轮状病毒为双链 RNA 病毒，抵抗力较强，在粪便中存活数天至数周。耐乙醚、酸、碱和反复冻融，pH 适应范围广（pH3.5 ~ 10）。在室温下相对稳定，56℃ 30 分钟可被灭活。

（二）致病性与免疫性

传染源是病人和无症状带毒者，粪 - 口是主要的传播途径。病毒在小肠黏膜绒毛细胞内增殖，造成细胞溶解死亡、吸收功能障碍，以及腺窝细胞增生引起分泌亢进，导致严重水样腹泻。常伴有呕吐、腹痛、发热等症状。轻者病程 3 ~ 5 天，可完全康复。严重病人可出现脱水、电解质紊乱及酸中毒等而危及生命。机体产生的中和抗体对同型病毒有中和作用，但由于婴幼儿 sIgA 含量较低，故病愈后还可重复感染。

（三）防治原则

预防本病主要是控制传染源，切断传播途径。口服减毒活疫苗目前已在临床试用中。治疗主要是及时输液，纠正电解质失调，防止严重脱水及酸中毒的发生，以降低婴幼儿的病死率。

三、其他肠道病毒

其他肠道病毒的种类、血清型及所致主要疾病见表 8-2。

表 8-2 其他肠道病毒

名称	主要特性	血清型	所致疾病
柯萨奇病毒	28nm，球形，RNA，无包膜	A 组 1 ~ 24 型 B 组 1 ~ 6 型	无菌性脑膜炎、类脊髓灰质炎、疱疹性咽峡炎、急性心肌炎及心包炎、普通感冒、流行性胸痛、婴幼儿腹泻
埃可病毒	24 ~ 30nm，球形，RNA，无包膜	1 ~ 34 型	无菌性脑膜炎、婴幼儿腹泻、儿童皮疹
新型肠道病毒	球形，RNA，无包膜	68，69，70，71 型	急性出血性结膜炎（俗称红眼病）、小儿肺炎、气管炎、散发性脑炎、脑脊髓膜炎

第三节 肝炎病毒

肝炎病毒是引起病毒性肝炎的主要病原体。目前公认的肝炎病毒主要有五型，即甲型、乙型、丙型、丁型、戊型肝炎病毒。其中，乙型肝炎病毒对人类健康危害最大。此外，巨细胞病毒、EB 病毒等也能引起病毒性肝炎，但一般不列入肝炎病毒的范畴。

一、甲型肝炎病毒

甲型肝炎病毒（HAV）是引起甲型肝炎的病原体，儿童和青少年感染率较高，大多表现为隐性感染，仅少数发生急性甲型肝炎。

（一）生物学性状

病毒颗粒呈球形，直径 27nm，无包膜，衣壳呈 20 面体立体对称，核酸为单股

RNA。抗原结构稳定单一，只有一个血清型。HAV 的抵抗力强于其他肠道病毒。对热、酸、碱、乙醚等耐受性强，在 pH3 的酸性环境中稳定。加热 100℃ 5 分钟或用过氧乙酸、甲醛等可灭活病毒。

（二）致病性与免疫性

甲型肝炎的传染源为病人和隐性感染者。主要经粪 – 口途径传播。粪便污染水源、食物、食具、海产品等可引起流行或暴发流行。

甲型肝炎潜伏期多为 15～50 天，平均约 30 天。潜伏期末粪便中即有大量病毒排出，此时传染性极强。HAV 经口侵入机体，首先在口咽部或唾液腺中增殖，然后在肠黏膜与局部淋巴结中大量增殖，侵入血流，可引起短暂的病毒血症。病毒最终到达肝脏而引起病变。在肝脏增殖后，可通过胆汁进入肠道并随粪便排出体外。当 HAV 引起病毒血症时，血流中的病毒含量较低，持续时间较短（1～2 周），故输血或注射不是甲型肝炎的主要传播方式。

患病或隐性感染后，机体均可产生较强的免疫力，对病毒再感染者有保护作用。

（三）防治原则

加强卫生宣教，做好"三管一灭"。甲型肝炎减毒活疫苗接种后对机体有保护作用。紧急预防可注射丙种球蛋白或胎盘球蛋白。

二、乙型肝炎病毒

乙型肝炎病毒（HBV）是引起乙型肝炎的病原体。乙型肝炎已成为世界性传播的疾病。估计在世界范围内约有 HBV 携带者 3.5 亿，我国的感染率约在 10% 以上。1992 年，我国开始实行对新生儿乙型肝炎疫苗计划免疫管理和乙型肝炎健康教育，使 HBV 感染率明显下降。

（一）生物学性状

1. 形态与结构　电镜下可见 HBV 有大球形、小球形和管形三种颗粒：①大球形颗粒：亦称为 Dane 颗粒（1970 年首先由 Dane 发现），直径 42 nm，有双层衣壳。外衣壳似一般病毒的包膜，由脂质双层和蛋白质组成。内衣壳为 20 面体立体对称结构。核心由 DNA 和 DNA 多聚酶组成。Dane 颗粒是完整的 HBV 颗粒，具有感染性。②小球形颗粒：直径 22nm，由 Dane 颗粒外衣壳成分组成，为中空结构，无核心。③管形颗粒：直径 22nm，长约 50～700nm 不等。管形颗粒实为聚合成串的小球形颗粒。小球形颗粒和管型颗粒均无感染性（图 8-2）。

2. 抗原组成

（1）表面抗原（HBsAg）　存在于 Dane 颗粒、小球形颗粒和管形颗粒的表面。若在感染者的血清中检出 HBsAg，表示机体已受乙肝病毒感染。HBsAg 的免疫原性较强，可刺激机体产生中和抗体（抗 –HBs），该抗体对机体有保护作用。HBsAg 是制备乙肝疫苗的主要成分，若在被检者血清中查到抗 –HBs，表明既往感染或接种乙肝疫苗后已产生特异性免疫力，亦可作为乙型肝炎恢复的标志。

（2）核心抗原（HBcAg） 存在于 Dane 颗粒的内衣壳上及受染肝细胞核内，血清中游离的极少，故临床常规检测很难查见。HBcAg 可刺激机体产生相应抗体（抗 –HBc），但对机体无保护作用。抗 –HBcIgM 产生较早，其检出提示 HBV 正在肝细胞内复制；抗 –HBcIgG 出现较晚，在血清中维持时间较长，通常提示有既往感染。小球形颗粒和管形颗粒均不含有 HBcAg。

（3）e 抗原（HBeAg） HBeAg 是一种可溶性蛋白质，亦存在于 Dane 颗粒的内衣壳，当内衣壳裂解后可游离于血清中。该抗原的消长与 Dane 颗粒及 DNA 多聚酶的消长基本一致，故血清中检出 HBeAg，可作为 HBV 复制和血清具有强传染性的指标。HBeAg 可刺激机体产生相应抗体（抗 –HBe），抗体出现后，病毒复制多处于静止状态，传染性降低，故抗 –HBe 对 HBV 感染具有一定的保护作用。

3. 抵抗力 HBV 对外界环境的抵抗力较强。对低温、干燥、紫外线及一般消毒剂均有很强耐受性，高压蒸汽灭菌或加热 100℃ 10 分钟可灭活病毒。过氧乙酸、次氯酸钠、环氧乙烷等可用于 HBV 的消毒，但仍可保留 HBsAg 的免疫原性。

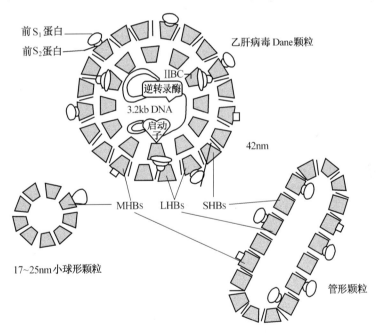

图 8-2 HBV 三种颗粒抗原结构

（二）致病性与免疫性

1. 致病性

（1）传染源 乙型肝炎的传染源有病人或无症状 HBV 携带者。乙型肝炎的潜伏期较长，为 30 ~ 160 天。在疾病的潜伏期、急性期及慢性活动期，病人的血清均具有传染性。无症状 HBV 携带者人数较多，因其隐蔽性较强、活动范围广，从而成为乙型肝炎最主要的传染源。

（2）传播途径 ①血液和血制品传播：如输血或输注各种血制品、注射、针刺、外科及牙科手术、血液透析、器官移植、共用剃刀或牙刷等都有可能导致感染。使用医院内被 HBV 污染的器械等可造成医院内感染。医护人员是易感的高危人群，当皮肤黏膜的微小伤口接触病人的血液、分泌液及其他污染物品即可感染。②母婴垂直传播：包括宫内感染、围生期感染和分娩后感染。宫内感染是指通过胎盘感染；围生期感染是指分娩过程中新生儿经产道时受到感染，也是垂直感染中最常见的方式；分娩后感染是指通过母婴间的密切接触而受染。③性行为传播：HBV 可存在于精液、经血及阴道分泌物中，故通过性接触亦可受染。此外，日常生活的密切接触亦可感染，常出现家庭聚集感染现象。

（3）致病机制及所致疾病 HBV 的致病机制目前尚未完全明了。一般认为，HBV 感染肝细胞后，肝细胞的受损程度与机体免疫应答的强弱有关，特别是细胞免疫应答。HBV 对感染的肝细胞并无明显的直接损伤作用，肝细胞损伤主要是由 Ⅱ 型和 Ⅳ 型超敏反应所致。若循环中的病毒抗原与相应抗体结合形成免疫复合物后发生沉积，则可通过 Ⅲ 型超敏反应引起肝脏或肝外组织的病变。机体受 HBV 感染后，临床症状复杂多样，常表现为重症肝炎、急性肝炎、慢性肝炎或无症状 HBV 携带者等，其中部分慢性肝炎病人可演变为肝硬化或肝癌，危害严重。

2. 免疫性 机体受 HBV 感染后可产生多种抗体，只有抗 –HBs 对机体有保护作用，可抵抗 HBV 的再感染。但抗 – HBs 只能清除细胞外的病毒，要彻底清除细胞内寄生的病毒，必须依靠效应 T 细胞、NK 细胞及干扰素的作用。

（三）免疫学检查

免疫学检查是目前临床对乙型肝炎的主要诊断方法。常用的有胶体金法、ELISA 法等免疫标记技术，主要检测受感染者血清中的 HBsAg、抗 –HBs、HBeAg、抗 –HBe 及抗 –HBc，俗称 "乙肝五项" 或 "两对半"（表 8-3）。

表 8-3 HBV 抗原抗体检测结果的临床分析

HBsAg	抗 –HBs	HBeAg	抗 –HBe	抗 –HBc	结果分析
+	–	–	–	–	HBV 感染或无症状携带者
–	+	–	–	–	既往感染或接种疫苗，对 HBV 有抵抗力
+	–	+	–	–	急性或慢性乙型肝炎，或无症状携带者
+	–	+	–	+	急性或慢性肝炎（俗称 "大三阳"，传染性强）
+	–	–	+	+	急性感染趋于恢复（俗称 "小三阳"）
–	+	–	+	+	既往感染恢复期，对 HBV 有抵抗力
–	+	–	+	–	既往感染恢复期，对 HBV 有抵抗力
–	–	–	–	+	既往感染

（四）防治原则

预防乙型肝炎应采取切断传播途径、保护易感人群等综合性的措施。严格筛选供血人员，加强血液、血制品的监管，对各种医疗器具严加管理，以杜绝医源性传播。保护易感人群最有效的方法是接种乙肝疫苗，目前我国使用的是 HBsAg 基因工程疫苗，安全可靠、副作用小。接种后机体可产生有效的保护性免疫。对已接触 HBV 的易感者，应立即采取紧急预防措施，在 8 天之内注射乙型肝炎免疫球蛋白，2 个月后再加强注射 1 次，以防发病。

三、丙型肝炎病毒

丙型肝炎病毒（HCV）是引起丙型肝炎的病原体。多数感染者的临床表现不明显，是引起输血后肝炎及肝硬化的主要原因之一。

（一）生物学性状

HCV 呈球形，直径 50nm，核心为 RNA，有包膜。对氯仿、乙醚等脂溶剂敏感。煮沸、紫外线、甲醛等均可将其灭活。

（二）致病性与免疫性

HCV 感染呈全球性分布。病人和无症状带毒者是重要传染源。主要通过输血或血制品传播，故有输血后肝炎之称。亦可通过器官移植、血液透析、性接触及母婴传播。临床表现与乙肝相似，但症状较轻，不易察觉，极易慢性化，故发病时多已呈慢性过程，40% ~ 50% 的病人表现为慢性肝炎，约 20% 的慢性肝炎病人可发展为肝硬化，并与肝癌的发生有密切关系。HCV 的致病机制一般认为与病毒的直接致病作用和免疫病理损伤有关。病后不能产生有效的保护性免疫。

（三）防治原则

预防丙型肝炎要加强对血液、血制品的管理，防止发生污染。严格筛选供血人员，以防发生输血后肝炎。目前尚无特异性预防方法。

四、丁型肝炎病毒

丁型肝炎病毒（HDV）是丁型肝炎的病原体。病毒体呈球形，是一种缺陷病毒，必须在 HBV 或其他嗜肝 DNA 病毒的辅助下才能进行复制。机体受 HDV 感染后主要表现为急性肝炎、慢性肝炎或无症状携带者。HDV 的传播途径与 HBV 相同。由于 HDV 不能独立进行复制，故必须与 HBV 同时感染（即共同感染）或在 HBV 感染的基础上再感染（即重叠感染），才能进行复制增殖。

HDV 的致病机制尚不清楚。目前尚无特异性预防措施，一般预防方法同 HBV。

五、戊型肝炎病毒

戊型肝炎病毒（HEV）是引起戊型肝炎的病原体，曾被称为经胃肠道传播的非甲非乙型肝炎病毒。

（一）生物学性状

病毒颗粒呈球形，无包膜，衣壳为 20 面体对称型，核酸为 RNA。病毒对高盐、氯仿等敏感，加热 100℃ 5 分钟可将其灭活。

（二）致病性与免疫性

戊型肝炎的传染源主要是病人，特别是在潜伏末期和急性早期，大量病毒可随病人粪便排出体外，污染水源、食物和周围环境，此时传染性最强。暴雨或洪水后更易造成本病的流行或暴发流行。HEV 主要经粪 - 口途径入侵机体。HEV 侵入机体后，可随血流到达肝脏并在肝细胞内复制，通过对肝细胞的直接损伤和免疫病理作用，引起肝细胞的炎症或坏死。感染者以青壮年为多，可表现为临床型和亚临床型，与甲型肝炎相似。多数病人于感染后 6 周内恢复，转为慢性者罕见，但个别病人可表现为重症肝炎，病死率较高。若孕妇被感染，可引起流产或死胎，病死率可高达 10% ～ 20%。

（三）防治原则

HEV 传播途径同 HAV，故对本病的一般预防方法与甲型肝炎相同。做好"三管一灭"，把好"病从口入"关。目前尚无疫苗预防和理想的抗病毒药物。

第四节 人类免疫缺陷病毒

人类免疫缺陷病毒（HIV）是引起获得性免疫缺陷综合征（AIDS，俗称艾滋病）的病原体。自 1981 年在美国发现世界上首例艾滋病病例以来，该病已迅速在全球蔓延，约有数千万人受到感染。艾滋病现已成为全球关注的重要公共卫生问题和社会问题。我国于 1985 年发现首例病例，截至 2010 年 10 月我国累计报告 HIV 感染者和病人 37 万余例，其中病人 13 万余例，死亡人数达 6.8 万余例。我国已将艾滋病列入乙类法定传染病，并被列为国境卫生检疫监测传染病之一。

知识拓展

红丝带

WHO 在 1988 年将每年的 12 月 1 日定为"世界艾滋病日"，标志是"红丝带"。它象征着对艾滋病病毒感染者和病人的关心，象征着对生命的热爱，要用心来参与防治艾滋病的工作。

一、生物学性状

HIV 呈球形，直径 100 ～ 120nm。病毒的核心为两条单股正链 RNA，并含有反转录酶、整合酶及蛋白酶；核心外包被有衣壳蛋白形成的圆锥状衣壳，共同构成核衣壳；病毒最外层结构为脂蛋白包膜，包膜表面上镶嵌有 gp120（病毒包膜表面的刺突）和 gp41

（跨膜蛋白）两种病毒特异性糖蛋白；包膜与核衣壳之间有一层内膜蛋白（p17）（图8-3）。

HIV 对理化因素抵抗力较弱，56℃ 30分钟可被灭活。常用消毒剂如 0.5% 次氯酸钠、0.1% 漂白粉、2% 戊二醛、70% 乙醇等均可灭活病毒。室温下（20℃ ~ 22℃）可存活7天。在冷冻血制品中，需68℃加热72小时，才能保证灭活病毒。

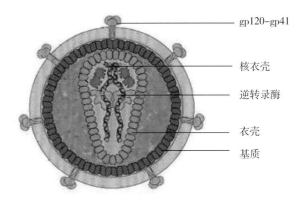

图8-3　HIV 结构示意图

二、致病性与免疫性

1.致病性

（1）传染源　主要是 AIDS 病人和 HIV 携带者。在其血液、唾液、精液、阴道分泌物、乳汁、骨髓、脑脊液等标本中均含有大量 HIV。

（2）传播途径　①性传播：通过同性或异性间的性接触感染，是最常见的传播途径。②血液传播：输注含有 HIV 的血液或血制品、进行器官或骨髓移植、人工授精、静脉药瘾者共用注射器和针头等均可引起感染。③母婴传播：经胎盘、产道或哺乳等方式感染。

（3）致病机制　HIV 侵入机体后，可选择性地侵犯 CD4$^+$ 的 T 细胞和单核 – 巨噬细胞等。病毒通过 gp120 刺突与宿主细胞表面的 HIV 受体（CD4 分子）结合，引起 gp41 构型改变，病毒包膜与宿主细胞膜发生融合，病毒侵入宿主细胞内大量复制，引起细胞破坏，导致 CD4$^+$T 细胞大量减少，CD8$^+$T 细胞相对增多，CD4$^+$ 与 CD8$^+$ 比例倒置，使机体的免疫功能极度下降，从而出现各种临床症状。

（4）临床表现　AIDS 的潜伏期很长，从 HIV 感染到发病约需10年左右。在病程发展的各个阶段，临床表现主要有：①急性感染期：即原发感染期。多数感染者在 HIV 感染后 2 ~ 4 周出现发热、咽痛、淋巴结肿大、皮疹及黏膜溃疡等自限性症状，数周后转入无症状感染期。②无症状感染期：此期可持续6个月至10年。病人可不出现任何临床症状，外周血中病毒数量极少，不易检出，但被染细胞内的病毒可持续进行复制。③ AIDS 相关综合征：随着 HIV 的大量复制，使机体免疫系统的损伤进行性加重，感染者可出现低热、盗汗、乏力、体重下降、慢性腹泻等症状，随后可出现全身淋巴结持续肿大及各种感染，如口腔黏膜炎症、脓疱疮、尖锐湿疣等。④免疫缺陷期：即典型 AIDS 期，是 HIV 感染的最终阶段。病人免疫功能全面下降，可出现多器官多系统的严重综合病变，并极易发生各种致命性机会感染和恶性肿瘤，如结核分枝杆菌、巨细胞病毒、白假丝酵母菌等引起的感染及罕见的 Kaposi 肉瘤和恶性淋巴瘤等。未经治疗的病人，通常在临床症状出现后2年内死亡。

2.免疫性　机体受 HIV 感染后，可产生多种抗体及效应 T 细胞。

三、实验室检查

HIV 的检测主要用于 AIDS 的诊断、指导用药及筛查和确认 HIV 感染者，以切断 HIV 的传播途径。临床常用 ELISA 法检测感染者血清中的抗 HIV 抗体进行初步筛查，若抗 HIV 抗体阳性，可再用蛋白质印迹法、免疫荧光染色法等检测 HIV 衣壳蛋白 p24 抗体和糖蛋白 gp120、gp41 等抗体进行确认；亦可用 PCR 等方法检测感染者血浆、体液及组织内游离病毒的 RNA 含量，为 HIV 感染提供可靠的诊断依据。

四、防治原则

目前尚无理想的治疗药物。主要是加强宣传教育的力度，普及预防艾滋病的相关知识。建立健全 HIV 感染的检测网络，及时掌握其流行动态。严格筛选献血及献器官人员，确保血液、血制品及移植器官的安全性。加强国境检疫工作等。疫苗正在研制中。

第五节　其他病毒

一、狂犬病毒

狂犬病毒是引起狂犬病的病原体。狂犬病是一种侵害中枢神经系统的急性传染病，亦是人畜共患的自然疫源性疾病。病毒主要在野生动物及家畜间相互传播。人类通常是被患病或带毒的狂犬咬伤而受染，故名狂犬病。

（一）生物学性状

病毒颗粒呈弹形，大小约 75nm×180nm，核心为单股 RNA，衣壳呈螺旋对称型，有包膜，包膜上有糖蛋白刺突，与病毒的致病性有关。病毒在受染动物或人的中枢神经细胞内大量增殖后，在胞质内可形成嗜酸性的圆形或椭圆形包涵体，称为内基小体，有助于疾病的诊断。病毒抵抗力较弱，对热、干燥、强酸、强碱、肥皂水、去垢剂、紫外线等均较敏感。室温下病毒传染性可保持 1 ~ 2 周，真空冷冻干燥后可保存数年。

（二）致病性

狂犬病的传染源主要是病犬，其次是病猫。动物发病前 5 天，唾液中含有大量病毒颗粒。当人被带毒的动物咬伤或抓伤后，病毒通过伤口进入体内，潜伏期一般为 1 ~ 3 个月，但亦有短至 1 周或长达数年才出现症状者。潜伏期的长短取决于被咬伤部位与头面部距离的远近及伤口内感染病毒量的多少。狂犬病毒对神经组织有很强的亲和力，进入机体内的病毒可先在咬伤局部的肌纤维细胞中增殖，而后沿神经末梢上行至中枢神经系统，在神经细胞内增殖并引起相应损伤，再沿传出神经扩散至唾液腺和其他组织，引起脑和脊髓广泛性病理损伤。在发病早期，病人多有发热、乏力、流涎等症状，继而可感到伤口处有麻木刺痛或蚁行感。约 2 ~ 4 天后，病人表现为神经兴奋性增高症状，烦躁不安，恐水、光、声音，吞咽或饮水时喉肌发生痉挛，闻水声或其他轻微刺激痉挛更甚，故又称为"恐水病"。经 3～5 天后，病人转入麻痹期，最后因昏迷、呼吸及循环衰竭而死亡。大多数病程为 5～7 天。病死率几乎为 100%。

（三）防治原则

对于狂犬病目前尚无特效疗法，故应切实做好预防工作。当人被动物咬伤或抓伤后，无论动物是否带毒，都应立即采取下列措施：①正确处理伤口：立即用 20% 的肥皂水或大量清水反复、彻底冲洗伤口。若伤口较深，则应进行灌注清洗，再用 75% 乙醇及碘酒涂擦消毒；若伤口已结痂，则应将痂皮去掉后按上述方法进行处理。②及时接种疫苗：必须在被咬伤后 24 小时内注射第 1 针，然后分别于第 3 天、7 天、14 天、28 天再行注射，共 5 次，须全程注射完。目前我国采用的是人用狂犬病纯化疫苗，接种后能刺激机体产生抗狂犬病毒的抗体，可有效控制狂犬病的发生。被咬伤较严重者，在接种疫苗的同时，应使用抗狂犬病血清或抗狂犬病免疫球蛋白在咬伤局部做浸润注射和肌内注射。

应加强犬类管理，接种犬用疫苗，捕杀病犬、野犬，避免家犬与野生动物接触，可明显降低人群感染率。

二、流行性乙型脑炎病毒

流行性乙型脑炎病毒，是引起流行性乙型脑炎（简称乙脑）的病原体。乙脑是通过蚊虫叮咬传播的一种中枢神经系统的急性传染病，多发生于夏秋季。该病临床症状轻重不一，病死率约为 10%，幸存者约 15% 留有不同程度的后遗症。

（一）生物学性状

病毒颗粒呈球形，直径 30～40nm，有包膜。病毒的免疫原性稳定且不易变异，只有一个血清型，故接种疫苗后预防效果较好。病毒对理化因素抵抗力较弱，对酸、乙醚和氯仿等脂溶剂敏感，不耐热，加热 56℃ 30 分钟或 100℃ 2 分钟均可灭活病毒。

（二）致病性与免疫性

乙脑的传染源主要是带毒的猪、马、牛、羊等家畜和鸟类，特别是幼猪。动物受染后可发生病毒血症，但无明显症状。此时若被蚊虫叮咬，病毒即可进入蚊虫体内大量增殖。受感染的蚊虫是病毒的长期储存宿主和传播媒介。乙脑病毒可通过蚊虫作为媒介在蚊 - 动物 - 蚊中不断循环。若带病毒的蚊虫叮咬人，则可引起人的感染。病毒侵入人体后，先在局部血管内皮细胞和淋巴结等处增殖，释放少量病毒入血，引起第一次病毒血症。多数病人临床表现可见发热、头痛、全身不适等症状。约 1 周左右可好转。病毒随血流可播散至肝、脾等处，在单核 - 吞噬细胞内继续增殖后，大量病毒可再度进入血流引起第二次病毒血症。少数感染者因免疫力低下，病毒可突破血 - 脑屏障侵犯中枢神经系统，引起脑实质及脑膜病变，表现有高热、头痛、呕吐、惊厥、昏迷等症状，严重者可致死。部分病人可有失语、痴呆、耳聋、瘫痪等后遗症。病后或隐性感染后均可获得持久免疫力。

（三）防治原则

预防乙脑的关键是防蚊灭蚊，彻底清除蚊虫的孳生地；加强对动物宿主的管理；易感人群应接种乙脑灭活疫苗或减毒活疫苗。目前对乙脑尚无特效治疗方法，服用中药清瘟败毒饮或白虎汤等可明显降低病死率。

三、汉坦病毒

汉坦病毒是在 1978 年从韩国汉滩河附近流行性出血热疫区捕获的黑线姬鼠体内分离出来的，是引起流行性出血热的病原体。流行性出血热是自然疫源性疾病，在我国流行广泛，危害严重。

病毒形态多呈球形，有包膜和刺突。与人类疾病关系密切的病毒有 6 个血清型，我国流行的主要有 I 型（姬鼠型）和 II 型（家鼠型）。病毒抵抗力不强，对热、酸、脂溶剂等均敏感。在 4℃ ~ 20℃ 的环境中相对稳定。室温下，在水和食物中 48 小时仍具有传染性。

流行性出血热的主要传染源是黑线姬鼠和褐家鼠等啮齿动物。该病的流行具有明显的地区性和季节性，通常与鼠类的分布和活动有关。病毒在感染的鼠体内增殖后，随鼠的唾液、尿液、粪便等排出体外污染水源、食物、空气等，人或动物通过呼吸道、消化道或皮肤伤口接触等方式而受染。病毒侵入机体后，经 1 ~ 2 周潜伏期，病人突然起病，典型症状有高热、出血和肾损害等，病死率极高。病后免疫力持久。

预防本病的关键是防鼠灭鼠，搞好饮食卫生，加强个人防护，避免发生感染。对易感人群可接种疫苗。

四、疱疹病毒

常见疱疹病毒的种类、传播途径及所致疾病见表 8-4。

表 8-4　人类常见的疱疹病毒

名称	所致疾病	防治原则
EB 病毒	引起传染性单核巨细胞增多症、鼻咽癌、非洲儿童淋巴肉瘤等疾病	亚单位疫苗、基因工程疫苗研制中
巨细胞病毒	先天性畸形，单核巨细胞增多症，输血后肝炎等	减毒活疫苗正在试用，亚单位疫苗、基因工程疫苗在研制中
单纯疱疹病毒 – I 型	生殖器以外的皮肤、黏膜和器官感染，如齿龈口炎、唇疱疹、疱疹性脑炎	无特异性预防。治疗用阿糖胞苷、阿昔洛韦，但不能清除潜伏病毒
单纯疱疹病毒 – II 型	生殖器疱疹、新生儿疱疹	同上
水痘 – 带状疱疹	原发：水痘（儿童），多分布于躯干，出现斑丘疹、水疱疹；复发：带状疱疹（成人），沿神经分布	减毒活疫苗预防。治疗用阿糖胞苷、阿昔洛韦

同步训练

1. 名词解释：抗原漂移；抗原转变；Dane 颗粒；内基小体。

2. 甲型流感病毒为何常引起大流行？怎样预防？

3. 简述肠道病毒的共同特征。

4. 简述脊髓灰质炎的传染源、传播途径及预防方法。

5. 归纳五型肝炎病毒的名称缩写、传染源、传播途径及预防方法。

6. 简述乙肝五项检查指标有何临床意义。

7. AIDS 的传染源及传播方式是什么？

8. 乙脑的传染源和传播方式是什么？怎样预防？

9. 人被狂犬咬伤后应如何处理？

第九章　其他微生物

在微生物家族中除了细菌、病毒外，还有放线菌、真菌、支原体、衣原体、螺旋体、立克次体六大类，它们都可以引起人类疾病，其特点各不相同。

 知识要点

1. 支原体、衣原体、立克次体、螺旋体和放线菌的主要特性及主要病原体。
2. 本章主要病原体的感染方式、所致疾病及防治原则。

第一节　螺　旋　体

螺旋体是一类细长、柔软、弯曲呈螺旋状、运动活泼的原核细胞型微生物。基本结构与细菌类似，有细胞壁、核质，以二分裂方式繁殖，且对抗生素敏感。螺旋体种类繁多，在自然界中分布广泛，其中对人和动物致病的螺旋体有三个属。

一、钩端螺旋体

钩端螺旋体（简称钩体）种类很多，分致病性与非致病性两大类。致病性钩体能引起人和动物的钩体病。该病呈世界性分布，在我国绝大多数地区有不同程度的流行，尤其南方各省较为严重。

（一）生物学性状

1. 形态与染色　钩体在电镜下观察呈圆柱形，在光学显微镜下难以看清。在暗视野显微镜下观察，形似细小珍珠排列成的细链，菌体一端或两端弯曲成钩状。运动活泼，常使菌体呈 C、S 形。革兰染色阴性，但不易着色，常用镀银染色法，钩体被染成棕褐色。

2. 培养特性　钩体能进行人工培养，常用柯氏培养基进行培养。

3. 抗原构造与分类　钩体有表面抗原和内部抗原，前者具有型特异性。

4. 抵抗力　钩体在水和湿土中可存活数月，对热、干燥、日光、酸抵抗力弱，常用的消毒剂如苯酚、来苏儿溶液等能将其杀死，对青霉素、庆大霉素等敏感。

（二）致病性与免疫性

1. 致病因素 主要有溶血素、细胞毒因子和内毒素样物质。

2. 所致疾病 钩体可在野生动物和家畜体内大量繁殖，并不断随尿液排出，污染水源和土壤。人与污染的水或土壤接触如田间劳动、防洪、捕鱼时，钩体可通过皮肤或黏膜侵入机体而感染。孕妇感染后可致流产。钩体也可通过吸血昆虫传播。钩体侵入人体后，即在局部迅速繁殖，然后经血流或淋巴进入血液引起钩体血症，出现中毒症状，如乏力、发热、头痛、肌痛（尤以腓肠肌疼痛明显）、眼结膜充血、淋巴结肿大等。钩体还可侵犯肝、肾、心、肺及中枢神经系统，造成许多器官的广泛性损伤，引起肝肾功能损害，严重时可出现休克、黄疸、出血、心功能不全、脑膜炎等。常见的有流感伤寒型、黄疸出血型、脑膜炎型、肺出血型、肾衰竭型、胃肠炎型等，其中肺大出血最为凶险。患病 1 ~ 2 月，病人血中可出现特异性抗体，对血中的钩体有一定的消除作用，但对肾内的钩体作用较弱，故尿中排菌数周、数月甚至数年。隐性感染或病后，可获得对同型菌株持久免疫力。

（三）微生物学检查

1. 检查螺旋体 发病 1 周内取血液，第 2 周取尿液，有脑膜炎症状者取脑脊液，进行下列检查：①直接涂片检查：通常做暗视野显微镜检查。②分离培养与鉴定：将标本接种于柯氏培养基培养 3 ~ 7 天后，再做涂片染色检查等，以进一步鉴定钩体。③其他方法：如动物试验、分子生物学检查等。

2. 检测抗体 一般在病初及发病 2 ~ 4 周各采血 1 次做抗体检查。常采用的方法有显微镜凝溶试验、ELISA、间接凝集试验等。

（四）防治原则

1. 控制传染源 大力消灭鼠等野生动物，加强对家畜的管理，及时治疗病人及家畜。

2. 切断传播途径 避免接触疫水、疫土，防止钩体经皮肤、黏膜感染。

3. 接种疫苗 提高易感人群的免疫力。多采用高价死疫苗接种，也在试用钩体外膜亚单位疫苗和基因工程疫苗，有一定的效果。

二、梅毒螺旋体

梅毒螺旋体是人类梅毒的病原体。梅毒是性传播疾病，在许多国家流行。我国也有本病发生，危害较大。

（一）生物学性状

梅毒螺旋体有 8 ~ 14 个致密而规则的螺旋，两端尖直，运动活泼。一般染色不易着色，用镀银染色法，染成棕褐色。

梅毒螺旋体的抵抗力极弱，对干燥、热、冷特别敏感，离体后 1～2 小时死亡。经血库冷藏 3 天的血液，梅毒螺旋体已死亡，无传染梅毒的危险性。对热敏感，加热 50℃ 5 分钟即死亡。对化学消毒剂敏感，在 1%～2% 苯酚溶液内数分钟死亡。对青霉素、四环素、红霉素或砷剂敏感。

（二）致病性与免疫性

1. 致病物质　梅毒螺旋体表面的黏多糖、唾液酸及其产生的透明质酸、前列腺素 E_2 均有致病作用。

2. 所致疾病　在自然条件下，梅毒螺旋体只感染人类。病人及带菌者是唯一传染源。先天梅毒经胎盘由母体传染给胎儿，可出现死胎、早产、流产、畸形、间质性角膜炎等；后天梅毒经接触感染。后天梅毒临床上分三期：

第一期：约在感染后 3 周左右，局部出现无痛性硬下疳，多见于外生殖器，其溃疡渗出物中含有大量梅毒螺旋体，传染性极强。约 1 个月，下疳常自然愈合。进入血液中的梅毒螺旋体，经 2～3 个月无症状的潜伏期后进入第二期。一期梅毒的早期诊断对防治梅毒有重要意义，早期诊断、及时治疗，可达到彻底治愈，不再传给他人。

第二期：经 2～3 个月潜伏后，全身皮肤黏膜常出现梅毒疹、周身淋巴结肿大，有时亦累及骨、关节、眼及其他器官。在梅毒疹和淋巴结中，有大量梅毒螺旋体，症状持续约 3 周至 3 个月后体征可消退，也可反复发作。从硬性下疳至梅毒疹消失后 1 年，这段时间称早期梅毒（即一、二期梅毒）。

第三期：亦称晚期梅毒，此期不仅出现皮肤黏膜溃疡性坏死灶，并侵犯内脏器官或组织，严重者 10～15 年后引起心血管及中枢神经系统病变，导致动脉瘤或全身麻痹等，此期病灶中不易找到梅毒螺旋体。

先天性梅毒是梅毒孕妇病人的梅毒螺旋体通过胎盘进入胎儿血流，并扩散至肝、脾、肾上腺等内脏中大量繁殖，引起胎儿的全身性感染，导致流产、早产或死胎；出生的梅毒儿在发育中呈现锯齿形牙、间质性角膜炎、先天性耳聋等症状。

3. 免疫性　为传染性免疫或带菌免疫。

（三）微生物学检查

1. 检查螺旋体　标本为一期梅毒下疳渗出液、二期梅毒疹渗出液或局部淋巴结抽出液。可直接涂片，做镀银染色检查，也可用暗视野显微镜观察螺旋体的运动。

2. 检测非特异性抗体　借此辅助诊断梅毒。此法临床上较常采用。有试剂盒供使用。

（四）防治原则

加强卫生宣传教育，严格执行社会管理，取缔娼妓。早期诊断和彻底治疗病人。首选药物为青霉素。

第二节 衣 原 体

一、概述

衣原体是一类严格细胞内寄生，有独特发育周期，能通过细菌滤器的原核细胞型微生物。在生物学分类的地位介于细菌与病毒之间。衣原体的共同特征有如下几点：

1. 体积微小，大于病毒，大小 259 ~ 500nm，在光学显微镜下可见。形态有原体和始体，为圆形或椭圆形，常用吉姆萨染色，可被染成淡蓝色或紫色。

2. 具有细胞壁，与细菌不同之处是无肽聚糖，只含少量的胞壁酸。无核仁及核膜。有 DNA 和 RNA 两种核酸。

3. 具有某些酶类，能进行多种代谢，有独特的发育周期，以二分裂方式繁殖。

4. 抵抗力弱，耐冷不耐热，加热约 60℃ 10 分钟内死亡，对氯霉素、红霉素、螺旋霉素、四环素等多种抗生素敏感。

二、常见病原性衣原体

衣原体广泛寄生于人、哺乳动物及禽类，能引起人类疾病的有沙眼衣原体、肺炎衣原体及鹦鹉热衣原体。衣原体感染很普遍，其发病率有上升趋势，尤其是沙眼衣原体、肺炎衣原体与人类疾病关系密切，应予以高度重视（表 9-1）。

表 9-1　常见病原性衣原体

类型	特征	致病性
沙眼衣原体	呈圆形，对磺胺敏感	自然宿主有人、鼠，经眼–眼、眼–手–眼接触、间接接触感染，引起沙眼、包涵体性结膜炎、泌尿生殖道感染、性病淋巴肉芽肿
肺炎衣原体	呈梨形，对磺胺不敏感	自然宿主为人，经呼吸道感染，多引起肺炎，亦可致气管炎、咽炎等
鹦鹉热衣原体	呈梨形、椭圆形，对磺胺不敏感	自然宿主为鸟类、低等哺乳类动物，经呼吸道感染，引起肺炎

目前，在全世界范围内，沙眼是致盲的主要原因。预防沙眼尚无特异性方法。以加强个人卫生，不使用公共毛巾、脸盆，避免接触传染源等作为预防的主要措施。预防沙眼衣原体引起的泌尿生殖道感染，应广泛开展性病知识的宣传，加强自我保护意识，提倡健康的性行为，积极治疗衣原体感染的病人和携带者。

第三节 支 原 体

支原体是没有细胞壁、呈高度多形性、能通过滤菌器、可人工培养增殖的一类最小的原核细胞型微生物。由于这一类微生物没有细胞壁，能形成丝状与分枝状而称为支原体。

支原体广泛分布于自然界，也存在于人、家禽、家畜及实验动物体内。对人致病的主要为肺炎支原体、溶脲脲原体。

一、生物学特性

1. **形态结构**　支原体大小一般在 $0.2 \sim 0.3\mu m$，无细胞壁，呈高度多形性，有球形、丝状、杆形、分枝状等。革兰染色阴性，但不易着色，常用吉姆萨染色，可染成淡紫色。电镜下观察，支原体的细胞膜由三层组成，内外层主要为蛋白质，中间层为脂质。细胞膜外有一层由肽聚糖构成的荚膜，与致病性有关。

2. **培养特性**　支原体的营养要求比一般细菌高，培养基中须加入 $100\% \sim 200\%$ 的人或动物血清，主要用于提供胆固醇和其他长链脂肪酸。支原体以二分裂繁殖为主，生长缓慢，在固体培养基上孵育 $2 \sim 3$ 天后出现菌落。典型菌落呈油煎荷包蛋样。

3. **抵抗力**　支原体因无细胞壁对理化因素的影响比细菌敏感，不耐干燥，不耐热，$50℃$ 30 分钟或 $55℃$ 5 ~ 15 分钟可致死亡；耐寒，在 $-20℃$ 的条件下可存活 1 年，冷冻干燥可长期保存。易被清洁剂和消毒剂灭活，支原体对干扰细胞壁合成的抗生素如青霉素等不敏感。但对干扰蛋白质合成的抗生素如多西环素（强力霉素）、氯霉素、红霉素、链霉素等敏感，对四环素大多耐药。

二、致病性与免疫性

支原体广泛存在于动物体内，大多不致病。对人致病的主要有肺炎支原体，可引起原发性非典型肺炎。人型支原体、溶脲脲原体和生殖道支原体在一定条件下也可引起泌尿生殖系感染与不育症。支原体一般不侵入血液，它可通过特异性黏附作用黏附于呼吸道或泌尿生殖道的上皮细胞表面，使细胞损伤。

三、主要病原性支原体

1. **肺炎支原体**　临床上约有 80% 的慢性气管炎病人合并肺炎支原体的感染。临床症状较轻，可出现咳嗽、发热、头痛等症状，X 线检查肺部有明显浸润。个别病人可伴有呼吸道以外的并发症，如心血管、神经症状和皮疹。由于支原体肺炎有传染性，应注意隔离，治疗可选用红霉素类与喹诺酮类抗生素。

2. **溶脲脲原体**　为生殖道常见病原体之一，占非细菌性尿道炎的 60% 左右。溶脲脲原体在淋病病人中的检出率比非淋菌性尿道炎病人中的检出率高 2 倍以上，这可能是因淋球菌损伤了泌尿生殖道黏膜而有利于溶脲脲原体的黏附，也是淋病治愈后有些人仍有遗留症状的原因。溶脲脲原体感染的预防包括广泛开展性病的宣传，加强自我保护意识，提倡健康的性行为，切断传染源。治疗可选用阿奇霉素、强力霉素、红霉素类等。

第四节　立克次体

立克次体是一类体积微小，绝大多数自身代谢不完善，严格细胞内寄生的原核细胞型微生物。

一、生物学性状

1. 形态与染色 球杆状或呈多形态性，革兰染色阴性，但不易着色，常用吉姆萨染色和麦氏染色，前者将立克次体染成紫色或蓝色，后者可染成红色。立克次体在感染细胞内排列不规则，可单个、成双或聚集成致密的团块。

2. 培养特性 大多数立克次体只能在活的宿主细胞内生长，常用的培养方法有动物接种、鸡胚卵黄囊接种及细胞培养。

3. 抵抗力 除 Q 热柯克斯体外，立克次体对理化因素的抵抗力与细菌繁殖体相似。对低温、干燥有较强的抵抗力，如在干燥虱粪中立克次体能保持传染性半年以上。对氯霉素、四环素等敏感。磺胺类药物不仅无抑制作用，反而能促进其生长繁殖。

4. 抗原构造 斑疹伤寒等立克次体与变形杆菌某些 OX 菌株具有共同的耐热多糖抗原，可用这些变形杆菌株代替立克次体抗原进行非特异凝集反应，检测人或动物血清中的相应抗体。这种交叉凝集试验称为外 - 斐反应，可用于某些立克次体病的辅助诊断。

二、致病性与免疫性

我国发现的立克次体病主要有流行性斑疹伤寒、地方性斑疹伤寒、恙虫病和 Q 热。

立克次体侵入人体后，先在局部淋巴组织或小血管内皮细胞中生长繁殖，并通过血流在全身各器官的小血管内皮细胞中大量增殖后再次入血引起第二次菌血症。主要病变为受染细胞肿胀破裂、血管腔阻塞、组织坏死、凝血机制障碍、DIC 等。

立克次体的抗感染免疫包括体液免疫和细胞免疫，因立克次体为严格细胞内寄生，故以细胞免疫为主。

三、常见立克次体

见表 9-2。

表 9-2 常见立克次体及致病性

病原体	所致疾病	媒介昆虫	储存宿主
普氏立克次体	流行性斑疹伤寒	人虱	人
莫氏立克次体	地方性斑疹伤寒	鼠蚤、鼠虱	鼠
恙虫病立克次体	恙虫病	恙螨	野鼠

四、防治原则

预防立克次体病与其他节肢动物传播的疾病一样，重点应控制和消灭储存宿主及媒介节肢动物。灭虱、灭蚤、灭鼠、灭螨及消除家畜的感染。注意个人卫生与防护是预防立克次体病的有效措施。特异性预防主要用死疫苗或减毒活疫苗接种。治疗可用氯霉素、四环素、强力霉素等。

第五节 放 线 菌

放线菌是一类在生物学特性上与细菌相似的原核细胞型微生物。种类繁多，主要存在于土壤中，是产生抗生素的重要微生物。

放线菌大多存在于正常人口腔、上呼吸道、胃肠道和泌尿生殖道等与外界相通的腔道，属于正常菌群。

对人致病性较强的主要是衣氏放线菌。本菌为革兰阳性、非抗酸性的丝状杆菌。当机体抵抗力减弱、口腔卫生不良、拔牙或外伤时，可引起内源性感染，导致软组织的化脓性炎症。炎症中心部位可形成坏死性溃疡，并伴有多发性瘘管形成，排出黄色的硫黄样颗粒，是放线菌在组织内形成的菌落。将硫黄样颗粒制成压片或组织切片，显微镜下可见菌丝向四周放射状排列，似菊花状，故称为放线菌。放线菌常侵犯面部、下颌及舌下组织，偶尔可经消化道侵入引起肠、肺、胸腔等处病变。在脓汁中找到硫黄样颗粒有助于放线菌病的诊断。注意口腔卫生，早日修复牙病是预防放线菌病的主要方法。病人的脓肿和瘘管应进行外科清创处理。治疗可选用青霉素、红霉素、磺胺类药物等。

第六节 真   菌

真菌是一大类具有细胞壁和典型细胞核，不含叶绿素，不分根、茎、叶的真核细胞型微生物。真菌分布广泛，种类多，约十万余种。大多对人无害，有的对人有益，如真菌用于生产抗生素和酿造业等。与医学有关的真菌达150种，包括致病真菌、条件致病真菌、产毒真菌和致癌真菌。近年来，真菌病发病率有明显上升趋势，这与滥用抗生素、免疫抑制剂、抗癌药有关。

一、形态与结构

真菌按结构分为单细胞真菌和多细胞真菌两大类：

1.单细胞真菌呈圆形或卵圆形，以出芽方式繁殖，如酵母菌、白假丝酵母菌和新型隐球菌。

2.多细胞真菌亦称霉菌，由菌丝和孢子组成。菌丝可形成孢子，孢子可繁殖为菌丝。此类真菌多寄生于皮肤与毛发，如皮肤癣菌。

（1）菌丝 在适宜环境中，真菌孢子以出芽方式繁殖，长出芽管，芽管逐渐延长呈丝状，称为菌丝。菌丝可长出许多分枝并交织成团形成菌丝体。一部分菌丝深入寄生的物体或培养基中吸收与合成养料，称为营养菌丝体。另一部分向空间生长，称为气中菌丝体。能产生孢子的气中菌丝称为生殖菌丝体。大多数菌丝在其内能形成横隔，将菌丝分隔成多个细胞，称为有隔菌丝。有些菌丝无横隔，称为无隔菌丝。菌丝有多种形态，如螺旋状、球拍状、鹿角状、结节状等。真菌种类不同，形态有别，故菌丝形态有助于菌种鉴别（图9-1）。

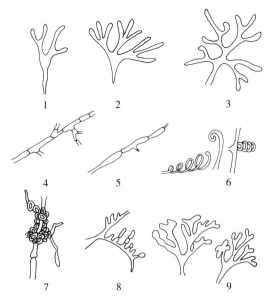

1、2. 分枝菌丝；3. 无隔菌丝；4. 有隔菌丝；5. 球拍状菌丝
6. 螺旋状菌丝；7. 结节状菌丝；8. 梳状菌丝；9. 鹿角状菌丝

图 9-1　真菌菌丝形态

（2）孢子　是真菌的繁殖结构，一条菌丝上可长出多个孢子，在适宜的环境下，孢子又可发芽形成菌丝，并发育成菌丝体。孢子分有性孢子与无性孢子两类。有性孢子由两个细胞融合而成；无性孢子直接由菌丝上的细胞分化生成。病原性真菌多为无性孢子。无性孢子分为分生孢子、叶状孢子和孢子囊孢子。分生孢子分为大分生孢子和小分生孢子。叶状孢子分为厚膜孢子、关节孢子和芽生孢子（图 9-2）。

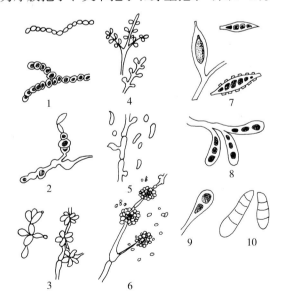

1 ~ 3. 小分生孢子；4. 关节孢子；5. 厚膜孢子
6. 芽生孢子；7 ~ 9. 大分生孢子；10. 孢子囊孢子

图 9-2　真菌孢子形态

二、培养与繁殖

真菌营养要求不高，多采用沙保弱培养基进行分离培养。真菌生长适宜 pH 4 ~ 6，温度 22℃ ~ 37℃。真菌需要较高的湿度和氧气。深部病原性真菌生长较快，经 1 ~ 2 天或 3 ~ 4 天即可形成肉眼可见的菌落。浅部病原性真菌生长缓慢，需约经 2 周才能形成典型菌落。

三、致病性

（一）浅部致病菌

浅部致病菌又称皮肤癣菌，这类真菌侵犯人体皮肤、毛发、指（趾），引起癣症。真菌的增殖及其代谢产物刺激宿主，引起病理反应。其中手足癣是人类最多见的真菌病。

（二）深部致病菌

引起深部感染的真菌有两大类：致病真菌及条件致病真菌。致病真菌属外源性感染，多经呼吸道感染，正常宿主体内并不存在此类真菌。此类真菌多见于美洲，我国仅有组织胞浆菌、球孢子菌感染的个别病例报道。条件致病真菌是人体的正常菌群，正常情况下不致病，只是在人体免疫力下降，或长期使用广谱抗生素、化学治疗剂等条件下，才能致病。我国常见的这类真菌有白假丝酵母菌、新型隐球菌、黄曲霉菌和毛霉等。常见深部致病真菌特点见表 9-3。

表 9-3　常见的深部致病真菌

菌名	形态特征	致病性
组织胞浆菌	双相真菌，位于单核细胞或中性粒细胞内形成菌丝及大分生孢子	经呼吸道感染，多引起肺部病变，有钙化灶、发热、咳嗽、胸痛等
白假丝酵母菌	G⁻ 菌，菌体圆形或椭圆形，可见芽管、芽生孢子及假菌丝，在培养基中长出厚膜孢子	内源性感染，条件致病黏膜感染，鹅口疮、口角炎、霉菌性阴道炎等；皮肤感染：皮肤皱褶潮湿处如腋窝、乳房下、腹股沟、肛门周围，易与湿疹混淆；侵犯指甲：甲沟炎；内脏感染：肺炎、支气管炎、食管炎、肠炎、膀胱炎、肾盂肾炎、脑膜炎、脑脓肿等
新型隐球菌	菌体圆形或椭圆形，有宽厚荚膜	一般为外源性感染，人呼吸道感染引起肺炎、慢性脑膜炎等
黄曲霉菌	多细胞	肝炎、肝硬化及肝癌

四、抵抗力

真菌对干燥、日光、紫外线及一般消毒剂有较强的抵抗力。但对热抵抗力较差，加热 60℃ 1 小时，菌丝和孢子均被杀死。真菌对常用的抗生素均不敏感。但灰黄霉素、制霉菌素、二性霉素 B、克霉唑、酮康唑、伊曲康唑等对真菌有抑制作用，常被用于临床治疗。

五、微生物学检查

1. 标本采集浅部真菌感染可取病变部位的皮屑、毛发、指（趾）甲屑等标本检查。深部真菌感染可根据病情取痰、脑脊液等标本检查。

2. 检查方法可直接镜检，观察真菌的形态特征。对霉菌性阴道炎病人，可直接检查阴道分泌物中的真菌菌丝和孢子，可做分离培养，必要时做动物试验，以便准确地鉴定真菌。有的真菌也可用血清学方法来检测真菌抗原，如新型隐球菌感染，血清中可有荚膜多糖抗原。

六、防治原则

预防真菌感染，目前尚无疫苗接种等特异性预防方法，只是采取一般的措施。针对皮肤癣菌的感染，重在注意清洁卫生，防止相互接触。提高机体的免疫力，不滥用广谱抗生素及免疫抑制剂等。

复方达克宁霜、复方硝酸咪康唑霜等，常用于治疗手足癣等浅部真菌感染。若治疗深部真菌感染，常采用二性霉素 B、氟康唑、咪康唑、酮康唑、伊曲康唑、制霉菌素等。

同步训练

1. 名词解释：衣原体；支原体；螺旋体。
2. 比较钩体病和梅毒的传染源、传播途径及预防方法。
3. 归纳沙眼衣原体所致疾病及传播方式。
4. 简述真菌的致病性，列举常见致病性真菌。

第十章　人体寄生虫学概述

人体寄生虫学主要研究人体寄生虫的形态结构、生活史、致病性、实验诊断、流行规律与防治原则。它与免疫学、病理学等学科关系密切，是重要的医学基础课程，其内容由三部分组成，即医学蠕虫、医学原虫及医学节肢动物。

 知识要点

1. 寄生虫、宿主、感染阶段和生活史的概念。
2. 寄生虫与宿主的相互关系。
3. 寄生虫病流行的基本环节与防治原则。

第一节　人体寄生虫学相关概念

一、寄生现象

在自然界中存在着多种多样的生物关系，按其获利与受害程度可分为共生、共栖和寄生三种。

1. 共生　两种生物生活在一起，它们相互依存，彼此受益，如白蚁与其消化道中的鞭毛虫。

2. 共栖　两种生物生活在一起，一方受益，另一方既不受益也不受害，如海葵与经常生活在其体腔内的双锯鱼。

3. 寄生　两种生物生活在一起，一方受益，另一方受害，如寄生于人或动物体内的细菌、病毒等。其中受益方被称作寄生物，受害方称为宿主。寄生物为动物者称为寄生虫。

二、寄生虫和宿主

（一）寄生虫

按寄生虫与宿主的生存关系，可将寄生虫分为以下几类：

1. 依寄生部位不同，可分为体内寄生虫和体外寄生虫，如蛔虫和螨虫。

2. 依寄生时间长短，可分为暂时性寄生虫，如蚊吸血时暂时侵袭人体或动物；长期性寄生虫，如绦虫。

3. 依寄生性质差异，可分为：①专性寄生虫，其生活史中至少应有一个发育阶段以寄生方式生活，如肝吸虫。②兼性寄生虫，可寄生，也可以自生生活，如粪类圆线虫。③偶然寄生虫，因偶然机会而侵入非正常宿主体内的寄生虫，如蝇蛆偶入人体腔道而寄生。④机会致病寄生虫，侵入宿主体内后表现为隐性感染，当宿主免疫功能受损或异常时致病，如卡氏肺孢子虫等。

（二）宿主

被寄生虫寄生的人或动物称为宿主。在适宜的宿主体内寄生虫才能完成其生活史。不同寄生虫发育阶段所需宿主数目、种类各不相同，有的寄生虫只需一个宿主，有的则需两个以上的宿主。根据寄生虫生活史中不同发育阶段对宿主的需求，将其分为以下几类：

1. 中间宿主　寄生虫幼虫或无性生殖阶段所寄生的宿主被称为中间宿主。若寄生虫生活史中有两个或以上的中间宿主，则可按寄生先后顺序分为第一中间宿主、第二中间宿主等，如华支睾吸虫，其第一中间宿主为淡水螺类，第二中间宿主为淡水鱼或虾。

2. 终宿主　寄生虫成虫或有性生殖阶段所寄生的宿主被称为终宿主，如日本血吸虫成虫寄生于人体内，人是血吸虫的终宿主。

3. 保虫宿主或储存宿主　通常是受寄生虫感染的脊椎动物，可作为人体寄生虫病传染源，如布氏姜片吸虫，其所致疾病为姜片虫病，是人畜共患寄生虫病，猪既是该寄生虫的终宿主又是保虫宿主。

三、寄生虫的生活史

寄生虫的生活史是指在特定的外界环境条件下，寄生虫完成一代生长、发育和繁殖的全过程。在寄生虫完成生活史的过程中有着不同的发育阶段，其中具备感染人体的能力的发育阶段称为感染阶段，如华支睾吸虫的生活史中有虫卵、毛蚴、胞蚴、雷蚴、尾蚴、囊蚴、童虫、成虫等发育阶段，而只有囊蚴可以感染人体，囊蚴则为华支睾吸虫的感染阶段。

第二节　寄生虫与宿主的相互关系

一、寄生虫对宿主的作用

1. 夺取营养　寄生虫在宿主体内摄取宿主的营养物质，寄生的虫体数量越多，掠夺宿主的营养也就越多，如钩虫成虫寄生于人体小肠，咬附在肠黏膜上，以血液、组织液等为食，严重时可引起病人的慢性失血，出现缺铁性贫血。

2.**机械性损伤** 寄生虫侵入宿主体内后，可对寄生部位及其附近组织和器官产生局部破坏、压迫或堵塞等机械性损伤，如猪囊尾蚴压迫脑组织引起癫痫；寄生于肠道的蛔虫数量多时可堵塞肠道引起肠梗阻。

3.**毒性及免疫损伤** 寄生虫的代谢产物、虫体或虫卵死亡后的分解物等皆可对宿主产生毒性作用或诱发超敏反应，如溶组织内阿米巴可侵入肠黏膜，分泌溶组织酶破坏局部组织、细胞，形成肠壁溃疡；疟原虫可破坏红细胞，释放热原质，引起发热反应。

二、宿主对寄生虫的作用

寄生虫感染可使宿主体内产生一系列免疫反应，有特异性免疫与非特异性免疫之分，其作用结果有三种：宿主清除全部寄生虫，机体康复；宿主清除部分寄生虫，而残留部分形成机体带虫状态，为重要传染源；宿主未能有效控制寄生虫，寄生虫在宿主体内发育、繁殖，引起寄生虫病。

第三节　寄生虫病的流行与防治原则

一、寄生虫病流行的三个基本环节

寄生虫病要在一个地区流行必须具备三个基本环节：传染源、传播途径及易感人群。

1.**传染源** 人体寄生虫病的传染源是指被寄生虫感染的人或动物，包括病人、带虫者和保虫宿主。

2.**传播途径** 是指寄生虫自传染源排出，通过某些途径传播到易感宿主的过程。主要的传播途径有：

（1）**经口感染** 寄生虫的感染阶段可通过食物、水源、污染的手指等方式经口进入人体，如食入被感染性蛔虫卵或阿米巴包囊污染的水或食物后，可感染蛔虫病或阿米巴病。

（2）**经皮肤感染** 有些寄生虫的感染阶段可经皮肤直接侵入人体，如血吸虫的尾蚴可直接钻入寄主皮肤而引起感染。

（3）**经媒介昆虫感染** 部分寄生虫需在媒介昆虫体内发育为感染阶段，并经媒介昆虫叮咬进入人体，如被感染疟原虫的按蚊叮咬后可患疟疾。

（4）**经胎盘感染** 寄生虫通过胎盘屏障引起胎儿感染，如刚地弓形虫。

（5）**经接触感染** 寄生虫以直接或间接接触方式侵入人体，如阴道毛滴虫。

（6）**其他方式** 可引起寄生虫感染的其他途径有输血感染、呼吸道感染等。

3.**易感人群** 是指对寄生虫缺乏免疫力的人群。一般情况下，人对人体寄生虫普遍易感。

二、影响寄生虫病流行的因素

寄生虫病的流行还受一定因素的影响。

1.生物因素　华支睾吸虫需在淡水螺体内发育成尾蚴后才能感染某些淡水鱼，在鱼体内发育为囊蚴才能感染人。

2.自然因素　蛔虫卵需在土壤中，经适宜的温度、湿度和有氧条件下发育成感染性虫卵。

3.社会因素　有些地区人们因有食鱼生、醉蟹的习惯而感染寄生虫病。

三、寄生虫病的防治原则

我国根据寄生虫病流行区域实际情况和流行规律采取相关的综合防治原则。

1.控制或消灭传染源　在寄生虫病流行区，普查、普治病人及带虫者；在非流行区，监测并控制来自流行区的流动人口；同时加强对保虫宿主控制和管理，达到控制和消灭传染源的目的。

2.切断传播途径　针对不同传播途径的寄生虫病，采取综合治理措施，加强粪便和水源管理。

3.保护易感人群　对易感人群进行系统、全面的健康教育，改善劳动作业及生活环境，增强个人防护、职业防护，改变不良的饮食习惯和行为方式，提高人们自我保护意识，必要时可预防性用药。

同步训练

1.名词解释：宿主；寄生虫；感染阶段；终宿主；中间宿主；生活史。

2.寄生虫对宿主的作用主要表现为_____、_____和_____。

3.寄生虫病流行的三个基本环节为_____、_____、_____。

4.寄生虫病有哪些常见的传播途径？

第十一章 医学蠕虫

　　医学蠕虫是寄生于人体内，可借肌肉伸缩而蠕动的一类多细胞无脊椎动物。由蠕虫引起的疾病称为蠕虫病。医学蠕虫主要包括线虫、吸虫和绦虫。

　　蠕虫生活史包括多个发育阶段，所需外界环境条件均有所区别，根据寄生虫在发育过程中是否需要中间宿主，可将蠕虫进行分类：不需要中间宿主的为直接型，称为土源性蠕虫；需要中间宿主的为间接型，称为生物源性蠕虫。

 知识要点

　　1. 似蚓蛔线虫成虫及虫卵形态结构、生活史、致病性及防治原则。
　　2. 华支睾吸虫成虫及虫卵形态结构、生活史、致病性及防治原则。
　　3. 链状带绦虫成虫及虫卵形态结构、生活史、致病性及防治原则。

第一节　线　　虫

一、似蚓蛔线虫

　　似蚓蛔线虫，简称蛔虫，寄生于人体小肠内，可引起蛔虫病。该病是常见的寄生虫病之一，儿童发病率最高，在我国各地均有感染者且农村高于城市。

　　（一）形态（图 11-1）

　　1. 成虫　虫体呈圆柱状，头部钝圆，尾端尖直，因形似蚯蚓而得名。活体为粉红色，死后呈灰白色。雌虫长 20 ~ 35cm，尾部垂直。雄虫长 15 ~ 31cm，尾部向腹面卷曲。虫体顶端为口孔，由三个唇瓣围绕呈"品"字形排列。

　　2. 虫卵　蛔虫虫卵有受精卵与未受精卵之分。受精卵呈宽椭圆形，大小为（45 ~ 75）μm×（35 ~ 50）μm，卵壳较厚且透明，卵壳外常有一层凸凹不平的蛋白质膜，可因宿主胆汁的作用被染成深棕色，内含一个卵细胞，在其与卵壳之间可见新月形间隙。受精卵可发育形成感染期虫卵。未受精卵呈长椭圆形，大小为（88 ~ 94）μm×

（39 ~ 44）μm，卵壳与蛋白质膜较薄，卵内充满多个大小不等、折光性强的卵黄颗粒。两种蛔虫卵壳周围蛋白质膜有时可脱落，成为脱蛋白膜蛔虫卵，显微镜下观察时应注意与其他虫卵相鉴别。

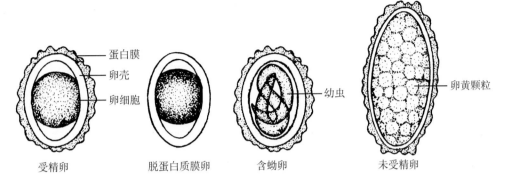

受精卵　　　脱蛋白质膜卵　　　含蚴卵　　　未受精卵

图 11-1　蛔虫虫卵形态图

（二）生活史（图 11-2）

蛔虫属土源性蠕虫，生活史简单，发育过程中不需要中间宿主。

成虫寄生于人体小肠，主要以肠道中半消化的食物为营养。雌、雄成虫交配后雌

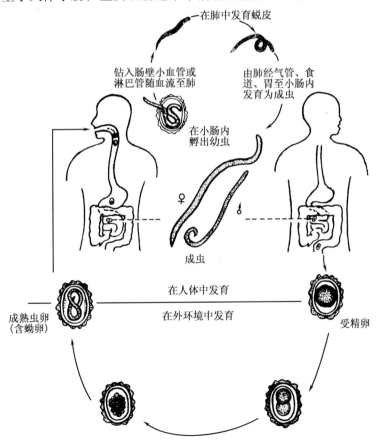

图 11-2　蛔虫生活史

虫产卵，虫卵随粪便排出宿主体外。受精卵在潮湿、荫蔽、氧气充足的土壤中，在适宜温度（21℃～30℃）条件下，约经 2 周，卵内细胞发育为幼虫，再经 1 周，幼虫蜕皮 1 次，发育成为感染期虫卵。人因误食含有感染期虫卵的食物或水源而感染，在消化液等物质作用下，幼虫在小肠内孵出。幼虫可侵入肠黏膜，钻入肠壁静脉或淋巴管，经肝、右心到达肺，破坏肺毛细血管进入肺泡，经 2 次蜕皮后，经支气管、气管逆行至咽部，随宿主吞咽动作进入消化道，在小肠中第 4 次蜕皮，再经数周发育为成虫。自宿主感染到成虫产卵大约需 60～75 天，蛔虫成虫在人体的寿命为 1 年左右。

（三）致病性

1. 幼虫的致病性 幼虫在宿主体内移行时，可引起局部病变和超敏反应，尤以肺部受损最为明显。病人可出现咳嗽、胸闷、哮喘等症状，偶可伴有发热、痰中带血或过敏性皮炎。严重时，幼虫还可侵入脑、肝、甲状腺等器官，引起异位寄生。

2. 成虫的致病性 蛔虫成虫寄生于小肠中，夺取宿主营养，并可损伤肠黏膜，导致消化不良和营养吸收障碍，严重感染时可造成儿童发育障碍。病人常有食欲不振、恶心、呕吐等症状。成虫有钻孔的习性，可引起胆道蛔虫症、蛔虫性胰腺炎等常见并发症，重者可致肠穿孔。感染虫体数目较多时，可因虫体扭结成团堵塞肠管而引起肠梗阻。

3. 其他症状 虫体的代谢产物、分泌物可使病人出现荨麻疹、皮肤瘙痒以及磨牙、惊厥等症状，可能是蛔虫变应原被人体吸收后引起超敏反应所致。

（四）实验室检查

蛔虫产卵量大，通常使用粪便直接涂片法检查虫卵，检出率较高。若使用饱和盐水浮聚法、沉淀法更可提高检出率。如自病人粪便中检出虫体或虫卵，可立即确诊。

（五）防治原则

防治蛔虫病应从查治病人和带虫者、管理粪便、加强卫生宣教三方面来进行。

1. 药物治疗 目前常用的驱虫药物有阿苯达唑、甲苯达唑或伊维菌素。对处于流行区、感染率高的人群，应每隔半年至 1 年进行一次驱虫治疗。

2. 加强粪便管理 管理粪便的最有效方法是对粪便进行无害化处理。消灭传播媒介（如苍蝇）也是切断蛔虫传播途径的重要措施。

3. 加强卫生宣教 重点是儿童，讲究饮食卫生和个人卫生，减少感染机会。

二、钩虫

钩虫是钩口线虫的统称。寄生于人体的钩虫主要有十二指肠钩口线虫和美洲板口线虫。成虫寄生于人体小肠中，可引起钩虫病。钩虫不但可以损伤肠黏膜，造成消化道功能紊乱，而且以血液为食，可致人体慢性失血。该病是我国危害人民健康的重要寄生虫病之一。

（一）形态（图 11-3）

1.成虫 虫体细长，约 1cm，活时呈淡红色，死后为灰白色。雌虫大于雄虫，尾端尖直，雄虫尾端则膨大呈伞状。两种钩虫成虫主要区别见表 11-1。

表 11-1 十二指肠钩虫和美洲钩虫成虫形态区别

鉴别要点	十二指肠钩虫	美洲钩虫
大小	雌虫（10 ~ 13）mm×0.6 mm 雄虫（8 ~ 11）mm×（0.4 ~ 0.5）mm	雌虫（9 ~ 11）mm×0.4 mm 雄虫（7 ~ 9）mm×0.3 mm
体形	头端与尾端均向背面弯曲，虫体呈"C"形	头端向背面弯曲，尾端向腹面弯曲，虫体呈"S"形
口囊	腹侧前缘有 2 对钩齿	腹侧前缘有 1 对板齿

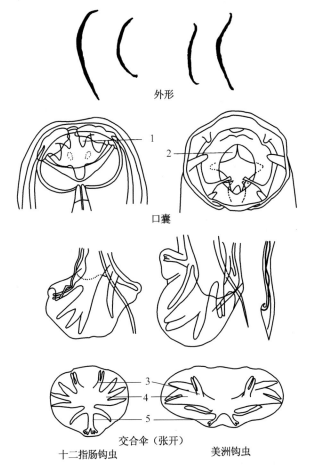

1. 钩齿；2. 板齿；3. 腹辐肋；4. 侧辐肋；5. 背辐肋

图 11-3 十二指肠钩虫和美洲钩虫成虫形态

2.虫卵 两种钩虫卵形态相似，不易鉴别。椭圆形，大小（57 ~ 76）μm×（36 ~ 40）μm。卵壳较薄，无色透明，卵内常有 2 ~ 4 个卵细胞，卵壳与卵细胞之间有明显环形空隙。

（二）生活史（图 11-4）

两种钩虫生活史基本相同。成虫寄生于人体小肠，借钩齿或板齿咬附在肠黏膜上，以血液、组织液、肠黏膜等为食，雌雄成虫交配后产卵，虫卵随宿主粪便排出体外，在荫蔽、温暖、湿润、氧气充分的土壤环境中，约经 1 ~ 2 天，杆状蚴自卵内孵出，以土壤中细菌及其他有机物为营养，经 7 ~ 8 天的发育，蜕皮 2 次成为丝状蚴。丝状蚴多生活在虫卵孵化附近的土壤内，是钩虫的感染阶段。

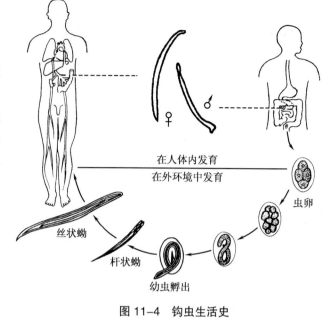

图 11-4 钩虫生活史

丝状蚴有明显的向温、向湿的特性，接触到人体皮肤时，受体表温度刺激，活动力增强，借助其机械性穿刺运动和酶的作用，通过毛囊、汗腺、皮肤破损处或较薄的指、趾间皮肤侵入人体。多数幼虫通过移行作用进入小静脉或淋巴管，经右心由肺动脉至肺，穿过肺部毛细血管进入肺泡，并借助呼吸道纤毛的摆动，沿气管、支气管上行至咽。部分幼虫可随痰液排出体外，多数幼虫经吞咽动作，经食管、胃到达小肠，经过 2 次蜕皮后，逐渐发育为成虫。自丝状蚴钻入皮肤至成虫交配产卵需 4 ~ 6 周。十二指肠钩虫成虫寿命约为 7 年，美洲钩虫的寿命长达 13 ~ 15 年。

（三）致病性

1.幼虫的致病性 丝状蚴侵入皮肤可引起钩蚴性皮炎，在侵入皮肤时可有灼热、针刺和奇痒感，局部皮肤可出现出血斑点或丘疹，继而形成水疱，俗称"粪毒"、"地痒疹"等，可继发感染。幼虫移行至肺，穿破微血管进入肺泡，引起局部出血及炎症病变，病人可出现咳嗽、血痰、发热等临床表现，重者可有哮喘发作。

2.成虫的致病性 成虫以钩齿或板齿咬附在肠黏膜上，可造成肠壁散在性出血及小溃疡，病人表现为食欲亢进而体重减轻，上腹不适及隐痛、恶心、呕吐等消化道症状。钩虫摄取血液为营养，其吸血活动和咬附伤口所致渗血可使病人长期慢性失血，出现缺铁性贫血。少数病人喜食生豆、泥土等，称为"异嗜症"。

（四）实验室检查

直接涂片法操作简单，适用于感染率较高的地区。目前饱和盐水浮聚法是诊断钩虫感染最常用的方法，检出率较直接涂片法高。

（五）防治原则

1.粪便管理 对粪便采取无害化处理。

2.个人防护 减少皮肤接触疫土的机会，不赤足耕种。在手足等皮肤暴露处涂抹噻苯咪唑软膏等，可显著减少感染机会。

3.驱虫治疗 常用驱虫药物有甲苯达唑和阿苯达唑。钩蚴钻入皮肤后的24小时内，可采用皮肤透热疗法并涂抹噻苯咪唑软膏，可快速止痒消肿。

三、蠕形住肠线虫

蠕形住肠线虫，又称蛲虫，成虫主要寄生于人体小肠的回盲部，引起蛲虫病。该病世界性分布，分布遍及全世界，儿童发病率较高。

（一）形态

1.成虫 虫体细小，乳白色，呈线头状。雌虫大于雄虫，雌虫中部膨大，尾端尖细，雄虫尾端向腹面卷曲。雄虫在交配后即死亡，一般不易见到。

2.虫卵 长椭圆形，两侧不对称，一侧扁平，另一侧稍凸，呈柿核状，大小（50～60）μm×（20～30）μm，卵壳较厚，无色透明。若卵内含一条幼虫即为感染期虫卵。

（二）生活史

蛲虫生活史简单，成虫寄生于人体回盲部肠腔内，以肠腔内容物、组织或血液为食。成虫交配后，雄虫很快死亡并被排出体外，而子宫内充满虫卵的雌虫，在宿主睡眠、肛门括约肌松弛时，可爬行至肛门外，在肛门周围或会阴皮肤皱褶处大量产卵，产卵后雌虫多死亡，但也有少数可返回肠腔，或误入阴道、子宫、尿道、腹腔等部位，引起异位寄生。

黏附于肛门周围和会阴部皮肤的虫卵，在适宜条件下，经6小时发育为感染期卵。此时虫卵被误食后或空气吸入人体后，在十二指肠内孵出幼虫，至回盲部发育为成虫。此过程需2～4周。蛲虫成虫寿命一般为1个月。

（三）致病性

蛲虫虫体在肛门周围、会阴处移行、产卵，刺激局部皮肤，引起肛门瘙痒，皮肤搔破后可继发感染。病人多有烦躁不安、失眠、食欲减退、夜间磨牙、消瘦等症状。如钻入阴道、尿道等处引起异位寄生，可造成相应部位的炎症。

（四）实验室检查

蛲虫具有在肛周产卵的特性，可采用透明胶纸法或棉签拭子法于清晨排便或洗澡前在肛周收集虫卵，操作简易、检出率高。如在粪便中或夜间在病人肛门周围查获白色线头样成虫，即可确诊。

（五）防治原则

根据蛲虫病传播和流行的特点，应采取综合性防治措施，以防止病人相互感染和自身重复感染。

1. 养成饭前、便后洗手、不吸吮手指、勤剪指甲等良好卫生习惯。

2. 对幼儿园儿童定期普查，注意环境卫生及生活用品的消毒。

3. 治疗蛲虫病常用的药物有阿苯达唑和甲苯达唑，噻嘧啶也有一定疗效。

同步训练

1. 名词解释：医学蠕虫。

2. 蛔虫的感染阶段是_____。

3. 我国流行的钩虫有_____、_____。

4. _____是钩虫的感染阶段。

5. 蛲虫雌虫通常在夜间爬到_____（部位）产卵。

第二节　吸　　虫

一、华支睾吸虫

华支睾吸虫又称肝吸虫。成虫寄生于人体的肝胆管内，可引起肝吸虫病。

（一）形态（图 11-5）

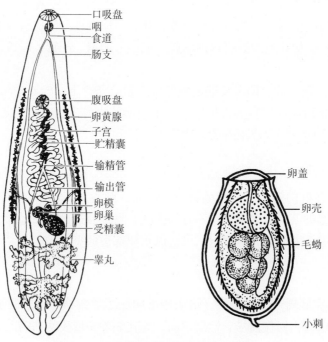

口吸盘
咽
食道
肠支

腹吸盘
卵黄腺
子宫
贮精囊
输精管
输出管
卵模
卵巢
受精囊
睾丸

卵盖
卵壳
毛蚴
小刺

图 11-5　华支睾吸虫形态及虫卵形态图

1. 成虫　虫体狭长、背腹扁平，状似葵花籽，大小一般为（10 ~ 25）mm×（3 ~ 5）mm。雌雄同体。

2. 虫卵　淡黄褐色，前端较窄、后端钝圆，形似灯泡，大小为（27 ~ 35）μm×（12 ~ 20）μm，是寄生于人体的最小蠕虫卵。卵盖明显，卵盖周围的卵壳增厚隆起形成肩峰，后端有一小棘。卵内含一成熟毛蚴。

（二）生活史（图 11-6）

成虫寄生于人或肉食类哺乳动物的肝胆管内，虫卵随胆汁进入消化道随粪便排出。虫卵排出体外后入水，被第一中间宿主淡水螺（豆螺、沼螺等）吞食，在螺体内孵出毛蚴，毛蚴经胞蚴、雷蚴等无性生殖阶段发育为尾蚴，成熟的尾蚴可从螺体内逸出，在水中遇到适宜的第二中间宿主淡水鱼、虾类，则侵入其体内发育为囊蚴。囊蚴是华支睾吸虫的感染阶段。

囊蚴被终宿主（人、猫、狗等）吞食后，在消化液的作用下，囊壁被软化，童虫经十二指肠液作用孵出，经胆总管或穿过肠壁由腹腔进入肝胆管中，发育为成虫。从感染到成虫产卵，约需 6 个月，成虫寿命可达20 ~ 30 年。

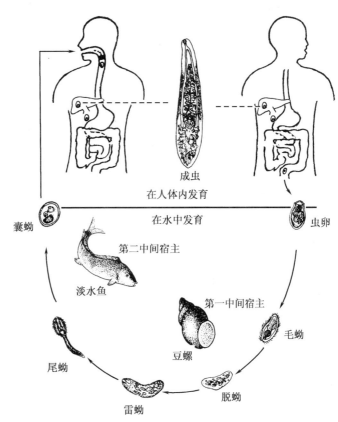

图 11-6　华支睾吸虫生活史

（三）致病性

成虫虫体在肝胆管寄生时的分泌物、代谢产物和机械刺激等因素可引起胆管上皮脱落、增生，管壁变厚，管腔狭窄，导致胆汁淤积，出现胆囊炎、胆管炎或阻塞性黄疸。虫卵、死亡的虫体碎片和脱落的胆管组织可构成结石的核心，引起胆石症。

儿童和青少年感染肝吸虫后，临床表现一般较重，死亡率高。除消化道症状外，常有营养不良、贫血、低蛋白血症、浮肿、肝肿大和发育障碍，晚期病人可出现肝硬化，极少数病人甚至可致侏儒症。

（四）实验室检查

1.病原学检查 直接涂片法操作虽然简便，但由于所用粪便量少、虫卵小，检出率不高。常用方法有厚涂片法和集卵法。十二指肠引流胆汁检测可见虫卵，有时可见活成虫，可作为诊断的依据，但操作技术较复杂。

2.其他检查 近年来免疫学诊断和影像学检查对肝吸虫病的诊断也有较大价值。

（五）防治原则

肝吸虫病是由于生食或半生食含有囊蚴的淡水鱼、虾所致。防止食入活囊蚴是防治本病的关键。

1. 开展卫生宣教，不食生的或半生的鱼虾，改进烹调方法，生、熟食厨具应分开使用。

2. 加强粪便管理，禁用粪便喂鱼，清理塘泥和杀灭中间宿主淡水螺类。

3. 积极查治病人、带虫者。治疗华支睾吸虫病的药物，目前最常用的是吡喹酮与阿苯哒唑。

二、卫氏并殖吸虫

卫氏并殖吸虫是最早被发现的并殖吸虫，主要寄生于人体肺部，又称肺吸虫，引起肺吸虫病。

（一）形态（图 11-7）

1.成虫 虫体肥厚，背侧隆起，腹面扁平，形似半粒黄豆。活体时呈红褐色，死后呈灰白色。雌雄同体。有口、腹吸盘各 1 个，雌雄生殖器官并列，因此而得名并殖吸虫。

2.虫卵 金黄色，椭圆形，前端稍突，有扁平卵盖，稍倾斜，后端稍窄，卵壳厚薄不均匀，大小（80 ~ 118）μm×（48 ~ 60）μm。内含 1 个卵细胞及多个卵黄细胞。

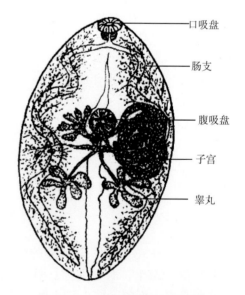

口吸盘
肠支
腹吸盘
子宫
睾丸

图 11-7 卫氏并殖吸虫成虫形态

（二）生活史（图 11-8）

肺吸虫成虫寄生于人和多种肉食类哺乳动物肺部，虫卵可随痰液或吞咽痰液后随粪便排出体外。卵入水后，在适宜的条件下，约经 3 周孵出毛蚴，遇到第一中间宿主川卷螺侵入其内，经由胞蚴、母雷蚴、子雷蚴发育成尾蚴。成熟的尾蚴自螺体内逸出，在水中被溪蟹、蝲蛄吞食并发育成囊蚴，人或其他终宿主因食入含有活囊蚴的溪蟹、蝲蛄而感染。囊蚴进入宿主体内，经消化液作用孵出童虫，童虫穿过肠壁进入腹腔，再穿过横膈经胸腔到达肺部，在肺部发育为成虫并产卵。自囊蚴进入终宿主体内到发育成熟产卵，一般约需 2 ~ 3 个月。成虫寿命一般为 5 ~ 6 年，长者可达 20 年。

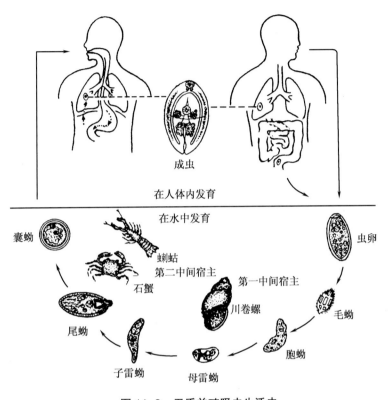

图 11-8　卫氏并殖吸虫生活史

（三）致病性

肺吸虫的致病主要由童虫移行、窜扰和成虫引起。

童虫在人体组织内移行，可引起组织破坏、出血、炎症、粘连等病理变化。童虫穿过肠壁到达腹腔时，引起腹痛、腹泻、便秘；移行到脑，引起癫痫、偏瘫、视力下降；移行至皮下组织，产生皮下包块及结节。虫体的代谢产物等毒性物质，可对人体产生毒性反应或超敏反应，病人可有咳嗽、痰中带血、胸痛等临床表现。

（四）实验室检查

在宿主痰液或粪便中找到虫卵或摘除的皮下包块中找到虫体即可确诊。免疫学检查及流行病学调查也可辅助诊断。

（五）防治原则

1.预防本病最有效的方法是不生食溪蟹、蝲蛄等，不饮生水。
2.常用治疗药物吡喹酮。

三、布氏姜片吸虫

布氏姜片吸虫简称姜片虫，是寄生于人体小肠中的大型吸虫，引起姜片虫病。

（一）形态

1. **成虫** 虫体肥厚，椭圆形，背腹扁平，前窄后宽，大小为（20～75）mm×（8～20）mm，厚为0.5～3mm，活时肉红色。雌雄同体，有口吸盘、腹吸盘各1个。

2. **虫卵** 淡黄色，椭圆形，大小为（130～140）mm×（80～85）mm，是人体蠕虫卵中最大的一种。卵壳薄而均匀，一端有一不明显的小盖。卵内含有1个卵细胞和约20～40个卵黄细胞。

（二）生活史

姜片虫成虫寄生在人和猪等终宿主小肠上段，虫卵随粪便排入水中，在适宜温度26℃～32℃下经3～7周的发育孵出毛蚴。毛蚴侵入扁卷螺体内，经胞蚴、母雷蚴、子雷蚴阶段而形成大量尾蚴，自螺体逸出，此过程约需1～2个月。尾蚴在水中吸附于水生植物的表面，脱去尾部而成囊蚴。

宿主食入含有活囊蚴的水生植物后，在消化液和胆汁作用下，幼虫孵出，约经1～3个月发育为成虫。成虫寿命最长可达4～5年。

（三）致病性

姜片虫成虫吸附于小肠黏膜上吸取营养，可使局部黏膜及附近的组织发生炎症、出血、水肿甚至形成溃疡或脓肿。病人常出现腹痛、腹泻、消化功能紊乱等症状，甚至发生肠梗阻。重度感染者，尤其是儿童，可出现低热、贫血、腹水以及发育障碍等表现。

（四）实验室检查

粪便标本查虫卵是确诊该病感染的主要方法。直接涂片法即可查出绝大多数病人，但轻度感染者易漏检，故可应用沉淀法提高检出率。有时少数病人的呕吐物或粪便中可发现成虫。根据其形态特征亦可确诊。

（五）防治原则

1. 控制传染源，积极治疗病人和病畜，目前最有效的药物是吡喹酮。
2. 切断传播途径，不生食未经洗刷的菱角等水生植物。
3. 加强粪便管理，防治人畜粪便中虫卵污染水源。

四、日本裂体吸虫

日本裂体吸虫，又称日本血吸虫。血吸虫病主要分布于亚洲、非洲和拉丁美洲，在我国流行的是日本血吸虫病。日本血吸虫成虫寄生在人或其他哺乳动物静脉血管内。

（一）形态（图 11-9）

1.成虫　雌雄异体，虫体呈圆柱形，外观似线虫。雄虫长 10 ~ 20mm，乳白色，背腹扁平，自腹吸盘以下虫体两侧向腹面卷曲形成一沟槽，称抱雌沟。雌虫长 12 ~ 28mm，深褐色，虫体细长。雌虫常停留于抱雌沟内，与雄虫呈合抱状。

2.虫卵　淡黄色，椭圆形，大小平均为 89μm × 67μm。卵壳薄，无卵盖，卵壳一侧有一小棘，表面常附有许多宿主坏死组织等使虫卵不易看清。卵壳内含一成熟毛蚴，毛蚴和卵壳间常可见到大小不等的油滴状毛蚴分泌物。

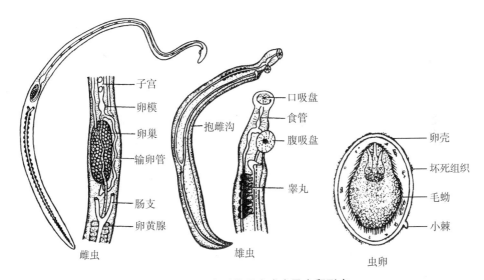

图 11-9　日本裂体吸虫成虫及虫卵形态

（二）生活史（图 11-10）

成虫寄生于人和多种哺乳动物的门脉 - 肠系膜静脉系统。雌虫于肠黏膜下层静脉末梢内产卵，部分虫卵随血流入肝并沉积于肝组织内，另一部分虫卵则以肠壁进入肠腔。沉着于组织内的虫卵，约经 11 天发育成熟，内含毛蚴。由于毛蚴的分泌物可引起虫卵周围组织和血管壁发炎坏死，在肠蠕动、血流压力和腹内压增加的情况下，虫卵可随坏死组织进入肠腔，并随宿主粪便排出体外。

随粪便排出体外的虫卵入水后，在适宜的条件下（温度 20℃ ~ 30℃），毛蚴孵出。毛蚴在其中间宿主钉螺周围游动时可钻入钉螺体内，再经过母胞蚴、子胞蚴的无性繁殖阶段发育成尾蚴。

尾蚴逸出螺体后若与宿主皮肤接触，可钻至皮肤内，脱尾而形成童虫。童虫进入血管或淋巴管，并随血流经右心到肺，再由左心进入体循环，最终到达肠系膜静脉系统并发育为成虫。从尾蚴钻入皮肤到虫体发育成熟并产卵约需 24 天。成虫的平均寿命为 4.5 年，最长可达 30 ~ 40 年。

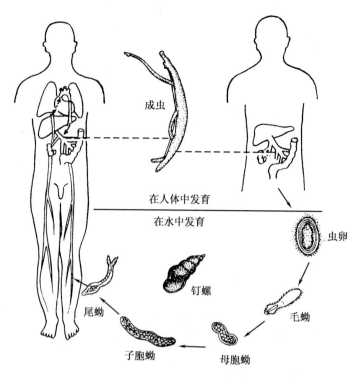

图 11-10　日本裂体吸虫生活史

（三）致病性

日本血吸虫的尾蚴、童虫、成虫和虫卵均可对宿主造成损害。

1. 尾蚴的致病性　尾蚴钻入宿主皮肤后可引起尾蚴性皮炎，病人在尾蚴入侵部位可出现瘙痒的小丘疹，重者可伴有全身水肿及多形红斑。

2. 童虫的致病性　童虫在宿主体内移行时，所经过的组织可因机械性损伤而出现局部炎症反应。

3. 成虫的致病性　成虫寄生于血管内，利用口、腹吸盘吸附血管壁，可引起静脉内膜炎。成虫的代谢产物在宿主体内可形成免疫复合物，引起Ⅲ型超敏反应。

4. 虫卵的致病性　虫卵是血吸虫病的主要致病阶段。在肝和肠壁组织中沉积的虫卵发育成熟后，卵内毛蚴释放的可溶性虫卵抗原经卵壳微孔渗出，刺激宿主发生Ⅳ型超敏反应，可形成以虫卵为中心的肉芽肿。急性期病人可有畏寒、发热、多汗、淋巴结及肝肿大等症状。慢性期病人表现为慢性腹泻或慢性痢疾，症状多呈间歇性出现。晚期病人会出现肝硬化、门脉高压、巨脾、腹水等临床表现。儿童期如反复感染可影响腺垂体功能，生长发育受限，成为侏儒症。

（四）实验室检查

粪便直接涂片法简单快捷，适用于急性感染者和重感染病人，但虫卵检出率低。毛蚴孵化法和自然沉淀法则检出率较高。另外，免疫学检查也可用于流行病学调查及血吸虫病的辅助诊断。

（五）防治原则

1.控制传染源，积极查治病人及病畜，吡喹酮是治疗血吸虫病的首选药物。

2.切断传播途径，结合农田水利建设和生态环境改造，在易感地区反复灭螺。

3.加强粪便管理，采取有效方法杀灭粪便中的虫卵。

4.保护易感人群，加强健康教育，指导人们注意生活和工作中的自我防护。

同步训练

1._____是寄生于人体的最小蠕虫卵。

2.肝吸虫的感染阶段是_____，第一中间宿主是_____，第二中间宿主是_____。

3.肺吸虫的第一中间宿主是_____。

4.人体蠕虫卵中最大的是_____。

5.血吸虫的主要致病阶段是_____。

6.人是怎样感染肝吸虫病的？

第三节 绦 虫

一、链状带绦虫

链状带绦虫也称猪肉绦虫、猪带绦虫或有钩绦虫。成虫寄生于人体小肠中，引起猪带绦虫病。幼虫寄生于宿主人或猪的肌肉及其他组织内，引起猪囊尾蚴病。

（一）形态（图 11-11）

1. **成虫** 乳白色，虫体扁平，呈带状，长约 2～4m。整个虫体包括头节、颈部和链体三部分，由 700～1000 个节片组成。头节近似球形，直径 1mm。头节上除有 4 个吸盘外，顶端还具有可伸缩的顶突，顶突上有两圈小钩。颈部纤细，具有生发功能。链体分为幼节、成节和孕节。幼节内的生殖器官尚未发育成熟，每一成节内都具有发育成熟的雌雄生殖器官，孕节内仅可见充满虫卵的子宫向两侧发出分支，每侧约 7～13 支，其中可有虫卵 3 万～5 万个。

2. **虫卵** 卵壳薄而透明，易脱落。脱掉卵壳的虫卵似球形，外覆胚膜，呈棕黄色，具有放射状的条纹，胚膜内有一球形六钩蚴。

3. **幼虫** 又称猪囊尾蚴，为卵圆形、白色半透明的囊状物，囊内充满透明囊液，头节凹入囊内呈米粒大小的白色点状物，其构造与成虫头节相似。

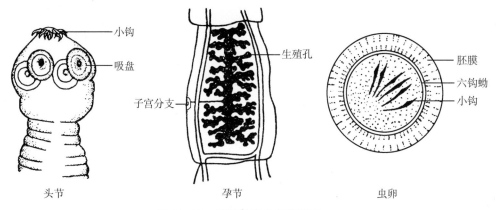

图 11-11　链状带绦虫各期形态

（二）生活史（图 11-12）

人是链状带绦虫唯一终宿主，成虫寄生于人体小肠上段，末端孕节可单独或多片相连从链体上脱落，随粪便排出体外。

孕节或虫卵被中间宿主猪吞食后，在消化液作用下，六钩蚴孵出并钻入肠壁血管或淋巴管，随血流到全身各组织中发育成为幼虫，寄生的部位主要是运动较多的肌肉，如心肌、舌肌等。幼虫约经 10 周时间可发育为囊尾蚴。含有囊尾蚴的猪肉称"米猪肉"或"豆猪肉"。囊尾蚴是链状带绦虫的感染阶段。

人因误食生的或未熟的含囊尾蚴的猪肉而感染，囊尾蚴在人小肠内经胆汁刺激而翻出头节，借吸盘和小钩附着于肠壁上，经 2 ~ 3 个月，发育为成虫并开始排出孕节和虫卵。成虫在人体内寿命可达 25 年。

当人误食虫卵或孕节后，也可在人体发育成囊尾蚴，囊尾蚴一般寄生在人的皮下组织、肌肉、脑、眼等处，在人体内可存活 3 ~ 5 年，个别可长达 15 ~ 17 年。

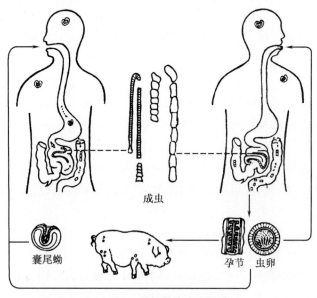

图 11-12　链状带绦虫生活史

知识拓展

过桥米线的由来

过桥米线源于滇南蒙自，已有近百年历史。相传，清朝时滇南蒙自县城外有一湖心小岛，一秀才到岛上读书，秀才贤惠勤劳的娘子常常弄了他爱吃的米线送去，但等出门到了岛上时，米线已不热。后来一次偶然送鸡汤的时候，秀才娘子发现鸡汤上覆盖着厚厚的那层鸡油有如盖子一样，可以让汤保持温度，如果把佐料和米线等吃时再放，还能更加爽口。于是她先把肥鸡、猪骨等熬好清汤，上覆厚厚鸡油；米线在家烫好，而配料切得薄薄的到岛上后用滚油烫熟，之后加入米线，吃起来鲜香滑爽。此法一经传开，人们纷纷仿效，因为到岛上要过一座桥，也为纪念这位贤妻，后世就把它叫做"过桥米线"。

过桥米线中的肉类烹制时间较短，常半生不熟，如肉中有囊尾蚴则易感染猪带绦虫病，故现在各城市中的过桥米线做法均已改良，使人们既可品尝传统美食，又不会感染疾病。

（三）致病性

绦虫成虫寄生于人体小肠，引起猪带绦虫病。成虫的致病作用较轻，除掠夺营养外，部分病人可有腹痛、消化不良、腹泻、体重减轻等症状。

囊尾蚴寄生于人体，致病作用较强，所致疾病称囊尾蚴病，俗称囊虫病。其危害程度因猪囊尾蚴寄生的部位和数量不同而异。囊尾蚴若寄生于皮下组织、肌肉，可引起皮下及肌肉囊尾蚴病，形成皮下结节；寄生于脑，引起脑囊虫病，病人可有头痛、头晕、偏瘫、癫痫等；寄生于眼，可引起视力障碍甚至失明。

（四）实验室检查

粪便检查可查获虫卵或孕节以确诊猪带绦虫病。囊尾蚴病的诊断则因寄生部位不同，方法也有所变化：有皮下结节者可手术摘除，镜下发现囊内头节上的吸盘和小钩；眼内囊尾蚴通过眼底镜检查；脑囊尾蚴病变用 CT 扫描检查，可确诊囊尾蚴病。此外，免疫学检查也可辅助诊断。

（五）防治原则

1.驱虫治疗　猪带绦虫病多采用槟榔和南瓜子合剂驱虫，此外吡喹酮、甲苯达唑等都有很好的驱虫效果。治疗囊尾蚴病常用的疗法是以手术摘除虫体。吡喹酮、阿苯达唑和甲苯咪唑等药物也可使囊尾蚴死亡。

2.改进猪的饲养方法　实行圈养，人厕与猪圈分开。

3.健康教育　注意个人卫生和饮食卫生，饭前便后洗手，不食生的或未熟的猪肉，加强肉类检疫。

二、肥胖带吻绦虫

肥胖带吻绦虫，又称牛带绦虫、牛肉绦虫或无钩绦虫。成虫寄生于人体小肠，引起牛带绦虫病。该病呈世界性流行，在我国牧区及少数民族居住地区，如新疆、内蒙古、西藏、云南等地可见地方性流行。

牛带绦虫的形态、生活史与链状带绦虫很相似，其主要区别见表 11-2。

表 11-2　猪带绦虫和牛带绦虫形态区别

区别点	猪带绦虫	牛带绦虫
体长	2 ~ 4m	4 ~ 8m
节片	700 ~ 1000 节、较薄、略透明	1000 ~ 2000 节、较厚、不透明
头节	球形、直径约 1mm，有顶突和小钩	方形、直径 1.5 ~ 2mm，无顶突及小钩
孕节	子宫分支不整齐、每侧约为 7 ~ 13 支	子宫分支较整齐、每侧约 15 ~ 30 支
囊尾蚴	头节有顶突和小钩	头节无顶突及小钩
中间宿主	猪、人	牛
致病性	引起猪带绦虫病和囊尾蚴病	引起牛带绦虫病
孕节脱落	数节连在一起脱落，被动排出	单节脱落，常主动爬出肛门
虫卵、孕节检查	粪检虫卵、孕节	粪检虫卵、孕节，肛门拭擦法易检获虫卵

两种绦虫虫卵在形态上难以鉴别，故不可根据虫卵鉴定虫种。

人是牛带绦虫唯一的终宿主，牛为中间宿主。人因食入生的或未煮熟的含有牛囊尾蚴的牛肉而感染牛带绦虫病。牛囊尾蚴不寄生于人体，这也是与猪带绦虫最重要的区别之一。

三、细粒棘球绦虫

细粒棘球绦虫，又称包生绦虫。成虫寄生于犬科动物小肠上段，幼虫（棘球蚴）寄生于人和多种食草类家畜及其他动物的各组织器官内，引起一种严重的人兽共患寄生虫病，称棘球蚴病或包虫病。棘球蚴病分布地域广泛，我国主要流行于新疆、青海、甘肃、宁夏、西藏等地。

（一）形态

1.成虫　是绦虫中最小的虫种之一，体长 2 ~ 7mm，由头节、颈部和链体组成（图 11-13）。

2.虫卵　与猪带绦虫卵、牛带绦虫卵基本相同，在光镜下难以区别。

3.幼虫　即棘球蚴，为圆形或近似于圆形的囊状体。因寄生时间长短、寄生部位和宿主不同，其大小、形态也有所差异。棘球蚴由囊壁和囊内含物（育囊、原头蚴、囊液等）组成（图 11-14）。

囊壁分两层，外层为角皮层，内层为生发层。生发层紧贴在角皮层内，向囊内长出许多原头蚴，也可向囊内长出育囊。

每个育囊内含数量不等的原头蚴。由生发层长出的原头蚴也可发育为育囊。育囊又可长出子囊，子囊也可长出原头蚴和育囊，或者发育形成与子囊结构相似的孙囊。一个棘球蚴可包含几百个甚至几千个原头蚴。囊液中漂浮着许多由囊壁脱落的原头蚴、育囊、子囊和孙囊等，统称为棘球蚴砂或囊砂。每一个原头蚴在终宿主体内可发育成为一条成虫。

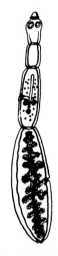

图 11-13 细粒棘球绦虫成虫形态

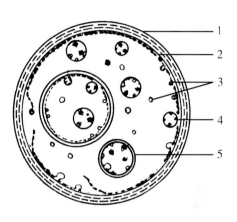

1.角皮层；2.生皮层；3.原头蚴；4.生发囊；5.子囊

图 11-14 细粒棘球绦虫棘球蚴形态

（二）生活史

包生绦虫成虫寄生在犬、狼等食肉动物的小肠中，孕节或虫卵可随宿主粪便排出，可污染牧草、土壤及水源等。若被中间宿主（牛、羊等）吞食后，六钩蚴在其肠内孵出，然后钻入肠壁，经血循环至肝、肺等器官，经 3 ~ 5 个月发育成棘球蚴。含棘球蚴的组织被犬、狼等终宿主吞食后，其所含的每个原头蚴都可发育为一条成虫。故犬、狼肠内寄生的成虫可达数百至数千条。从感染至发育成熟排出虫卵和孕节约需 8 周时间。成虫寿命为 5 ~ 6 个月。虫卵是包生绦虫的感染阶段，人可因误食虫卵而得棘球蚴病。

（三）致病性

棘球蚴在人体内寄生主要的部位是肝、肺，此外腹腔、脑、骨、肌肉、皮肤也可存在，引起棘球蚴病。

棘球蚴对人体的危害以机械损害为主，其严重程度取决于棘球蚴的大小、数量、寄生时间和部位。病人的主要临床表现有：①局部压迫和刺激症状：累及肝脏可有肝区疼痛；在肺部可出现呼吸急促、胸痛等；在脑部则引起头痛、癫痫等；发生于骨盆，可造成骨折等。②过敏症状：常有荨麻疹、血管神经性水肿和过敏性休克等。③全身中毒症状：病人可有食欲减退、体重减轻、消瘦、发育障碍和恶病质等现象。

（四）实验室检查

免疫学检查是本病重要的辅助诊断方法。常用的有皮内试验和血清学检查法。取可疑病人痰液、胸膜积液、腹水或尿液，如检获棘球蚴或其碎片均可确诊。影像学检查也有助于本病的诊断和虫体的定位。

（五）防治原则

1. 积极治疗　棘球蚴病的治疗，首选外科手术。对早期病人，可使用药物治疗，目前以阿苯达唑疗效最佳。

2. 控制传染源　定期为家犬、牧犬驱虫。

3. 加强健康教育　注意个人防护、养成良好的个人卫生习惯，不饮生水、生奶。

同步练习

1. 绦虫的虫体从前往后，分别是_____、_____及_____三部分。

2. 在生活史中有两个感染阶段的寄生虫是_____。

3. 人既是中间宿主又是终宿主的寄生虫是_____。

4. 包生绦虫对人致病的发育阶段是_____。

5. 绦虫病有效的驱虫标准是驱出绦虫的_____。

6. 人是怎样感染猪带绦虫病的？

7. 猪带绦虫与牛带绦虫成虫形态的区别。

第十二章　医学原虫

原虫为单细胞低等动物，体积微小而能独立完成生命活动的全部生理功能。在人体中营寄生生活的原虫，称为医学原虫。

 知识要点

1. 溶组织内阿米巴、阴道毛滴虫的形态与生活史及致病性。
2. 疟原虫的形态与生活史及致病性。
3. 蓝氏贾第鞭毛虫和刚地弓形虫的形态和致病性。

第一节　溶组织内阿米巴

溶组织内阿米巴又称痢疾阿米巴，主要寄生于结肠内，引起阿米巴痢疾和各种类型的阿米巴病，世界性分布，多见于热带与亚热带。

一、形态

（一）滋养体

通常在结肠腔内以二分裂法繁殖，又分为大滋养体和小滋养体两型：

1. **大滋养体**　20 ~ 40μm 大小，依靠伪足做一定方向移动，见于急性期病人的粪便或肠壁组织中，吞噬组织和红细胞，故又称组织型滋养体。

2. **小滋养体**　6 ~ 20μm 大小，伪足少，以宿主肠液、细菌、真菌为食，不吞噬红细胞，亦称肠腔型滋养体。当宿主健康状况下降，则分泌溶组织酶，通过自身运动而侵入肠黏膜下层，变成大滋养体。

（二）包囊

呈圆球形，是溶组织内阿米巴的感染阶段，具有传染性，粪便中可查到成熟度不同的单核、双核或成熟的 4 核包囊，包囊对外界抵抗力较强，对化学消毒剂抵抗力较强（图 12-1）。

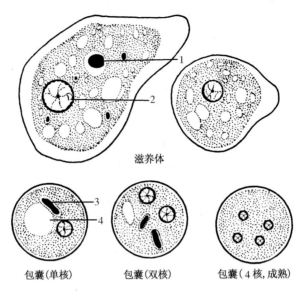

滋养体

包囊（单核）　　　包囊（双核）　　　包囊（4核,成熟）

1. 红细胞；2. 细胞核；3. 拟染色体；4. 糠原泡
图 12-1　溶组织内阿米巴形态

二、生活史

生活史的基本过程是 4 核包囊 - 小滋养体 - 包囊。成熟的 4 核包囊通过被污染的蔬菜、食物或饮水进入人体消化道后，虫体脱囊逸出，分裂成 4 个小滋养体，繁殖，寄居于回盲肠、结肠等部位，小滋养体随粪便下移，至乙状结肠以下则变为包囊排出体外。排出的 4 核包囊具有感染性，如污染食物、饮水，可再感染新宿主。

当宿主的生理机能发生变化时，如机体胃肠功能降低；肠腔内的小滋养体可侵入肠壁组织，吞噬红细胞和组织细胞变为大滋养体，并大量繁殖。释放溶酶体酶、透明质酸酶、蛋白水解酶等，并依靠其伪足的机械活动，破坏组织形成小脓肿及烧杯状溃疡，大滋养体随坏死物质及血液由肠道排出，排出的大滋养体迅速死亡。

三、致病性

人体感染痢疾阿米巴后，90% 以上为无症状的带虫者。大滋养体能吞噬红细胞，并分泌胰蛋白水解酶等多种蛋白水解酶和肠毒素，溶解破坏肠组织，借助伪足运动和黏附因子黏附而突破肠黏膜肌层，在黏膜下繁殖扩展，引起液化性坏死，形成小脓肿及烧杯状溃疡，出现痢疾症状，即阿米巴痢疾。典型阿米巴痢疾常有腹绞痛及里急后重，粪便呈脓血便，酱红色，特殊腥臭味，可伴有腹胀、消瘦、贫血等。肠外阿米巴病以阿米巴肝脓肿最多见，血行播散，好发于肝右叶，常伴肠阿米巴病史。起病缓慢，有弛张热、肝肿大、肝区痛及进行性消瘦、贫血和营养性水肿等。

四、实验室检查

1. 病原检查　确诊肠阿米巴病的方法，常用的有粪便检查、人工培养和肠镜活组织检查或刮拭物涂片检查。

2. 免疫学检查 常用方法有间接血凝试验、间接荧光抗体试验和 ELISA 等。

五、防治原则

1. 查治病人和带虫者，以控制传染源 抗虫治疗目前以甲硝唑（灭滴灵）为急性阿米巴病（包括不同部位的脓肿）的首选药物。中药鸦胆子、白头翁和大蒜对阿米巴痢疾有很高的疗效。

2. 管理粪便，保护水源 是切断阿米巴病传播途径的主要环节，严密防止粪便污染水源是防治阿米巴病的关键措施。

3. 注意饮食卫生 养成良好的个人习惯，消灭害虫，搞好环境卫生，防止病从口入，保护易感人群。

第二节 鞭 毛 虫

一、阴道毛滴虫

阴道毛滴虫是寄生在人体阴道及泌尿道的鞭毛虫，主要引起滴虫性阴道炎，是以性传播为主的一种传染病，20 ~ 40 岁女性感染率最高。

（一）形态（图 12-2）

滋养体呈梨形或椭圆形，宽 10 ~ 15μm，长可达 30μm，无色透明，有折光性，具有 4 根前鞭毛和 1 根后鞭毛，后鞭毛向后伸展与虫体波动膜外缘相连，波动膜位于虫体前 1 ~ 2 处，为虫体做旋转式运动的器官。胞核位于前端 1 ~ 3 处，为椭圆形泡状核，核的上缘有 5 颗排列成杯状的基体，由此发出鞭毛。虫体柔软多变，活动力强。

（二）生活史

阴道毛滴虫生活史简单，仅有滋养体期。虫体以纵二分裂法繁殖，以吞噬和吞饮摄取食物。滋养体通过直接或间接接触方式而传染。主要寄生在女性阴道、尿道，男性尿道、前列腺。

（三）致病性

正常情况下，健康妇女的阴道环境，因乳酸杆菌的作用而保持酸性（pH 在 3.8 ~ 4.4 之间），可抑制阴道毛滴虫虫体或其他细菌生长繁殖，这称为阴道的自净作用。如果

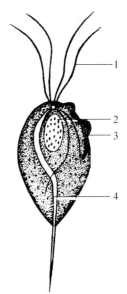

1. 前鞭毛；2. 核；3. 波动膜；4. 轴柱

图 12-2 阴道毛滴虫形态

泌尿生殖系统功能失调，如妊娠、月经后使阴道内 pH 接近中性，有利于滴虫和细菌生长。而滴虫寄生阴道时，消耗糖原，妨碍乳酸杆菌的酵解作用，使阴道的 pH 转变为中性或碱性，滴虫得以大量繁殖，更促进继发性细菌感染，加重炎症反应。

（四）实验室检查

取阴道后穹隆的分泌物、尿液沉淀物或前列腺液中查见滋养体为确诊依据。

（五）防治原则

发现无症状的带虫者及病人都应及时诊治以减少和控制传染源，夫妇双方必须同时用药。常用的口服药物为甲硝唑（灭滴灵），局部可用滴维净。改善公共设施，净化公共浴厕，如改盆浴为淋浴，坐厕改为蹲厕，注意个人卫生与经期卫生等。

二、蓝氏贾第鞭毛虫

蓝氏贾第鞭毛虫，简称贾第虫，寄生于人体小肠、胆囊，主要寄生于十二指肠，可致贾第虫病，引起腹痛、腹泻和吸收不良等症状。

生活史中有滋养体和包囊两个不同的发育阶段（图 12-3）：①滋养体呈倒置梨形，长 $9.5 \sim 21\,\mu m$，宽 $5 \sim 15\,\mu m$，厚 $2 \sim 4\,\mu m$。两侧对称，背面隆起，腹面扁平。腹面前半部向内凹陷成吸盘状陷窝，借此吸附在宿主肠黏膜上。有 4 对鞭毛，依靠鞭毛的摆动，可活泼运动。②包囊呈椭圆形，大小为 $(10 \sim 14)\,\mu m \times (7.5 \sim 9)\,\mu m$。未成熟的包囊有 2 个核，成熟的包囊具 4 个核。

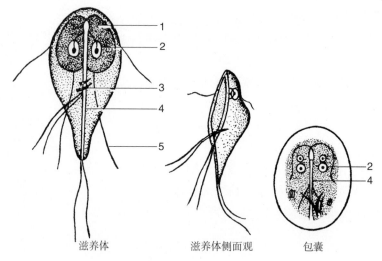

滋养体　　　　　　滋养体侧面观　　　包囊

1. 吸盘；2. 细胞核；3. 中央小体；4. 轴柱；5. 鞭毛

图 12-3　蓝氏贾第鞭毛虫形态

成熟的 4 核包囊是感染期，包囊随污染食物和饮水进入人体，在十二指肠内脱囊形成 2 个滋养体。滋养体主要寄生在人的十二指肠内，有时也可在胆囊内，借吸盘状陷窝吸附肠壁，营二分裂法繁殖。如果滋养体落入肠腔而随食物到达回肠下段或结肠腔后，就形成包囊，随粪便排出。滋养体则可在腹泻者粪便中发现。包囊在外界抵抗力较强，为感染阶段。

人体感染贾第虫后，主要症状是腹痛、腹泻、腹胀、呕吐、发热和厌食等，腹泻呈水样粪便。若不及时治疗，多发展为慢性，表现为周期性稀便，反复发作，大便甚臭，病程可长达数年。当虫体寄生在胆道系统时，可能引起胆囊炎或胆管炎。

治疗常用药物有灭滴灵、丙硫咪唑、氯硝唑等。近年来报告吡喹酮 60mg/kg 连服 2 天也有效。彻底治愈病人、带虫者，注意饮食卫生，加强水源保护是预防本病的重要措施。旅游者的饮水应煮沸后饮用。

第三节　孢　子　虫

一、疟原虫

疟原虫是人体疟疾的病原体。寄生于人体的疟原虫共有 4 种：间日疟原虫、三日疟原虫、恶性疟原虫、卵形疟原虫。在我国主要是间日疟原虫，其次是恶性疟原虫，三日疟原虫少见，卵形疟原虫罕见。

（一）形态与生活史

疟原虫的生活史，都需要人和雌性按蚊做宿主，并经历了无性生殖和有性生殖两个世代的交替。4 种疟原虫的生活史基本相同，现以间日疟原虫生活史为例叙述如下（图 12-4）：

1. 在人体内发育　疟原虫在人体内先后在肝细胞和红细胞内发育。在肝细胞内为裂体增殖，称红细胞外期（红外期）；在红细胞内发育（红细胞内期）包括红细胞内裂体增殖期和配子体形成的有性期。

（1）红细胞外期　当体内含疟原虫子孢子的雌性按蚊刺吸人血时，子孢子随蚊的唾液进入人体，在肝细胞内进行裂体增殖，形成裂殖体，当裂殖体发育成熟后，被寄生的肝细胞破裂释放裂殖子，一部分裂殖子被吞噬细胞吞噬而消失，一部分则侵入红细胞内发育（间日疟原虫的子孢子在进入肝细胞后，在发育繁殖的速度上可能是多态的，即有发育快的，称速发型子孢子；发育慢的，称为迟发型子孢子。

（2）红细胞内期　由肝细胞释放出的裂殖子进入血液后，随即侵入红细胞，亦进行裂体增殖，称为红细胞内期（红内期）：①滋养体期：该期是疟原虫在红细胞内摄取营养和发育的阶段。当裂殖子侵入红细胞后，虫体胞质较少，中间出现大空泡，胞质呈环状，细胞核位于虫体一侧，细胞质少，中间有空泡，虫体多呈环状，又称为环状体。环状体继续发育（间日疟原虫和卵形疟原虫经 8 ~ 10 小时，恶性疟原虫约经 10 小时，三日疟原虫约经 24 小时），虫体增大，伸出伪足，为运动细胞器，同时胞质中出现少量疟色素；随着虫体继续发育，疟色素增多，伪足活动增加，出现多种形态，虫体有 1 或

2～3个空泡。受染的红细胞胀大，颜色变淡，并出现能染成淡红色的小点，称薛氏小点。②裂殖体期：约经40小时，间日疟原虫晚期滋养体发育成熟，虫体变圆，胞质内空泡消失，核开始分裂，称未成熟裂殖体。之后核继续分裂，胞质随之分裂，疟色素渐趋集中。最后，分裂的每一小部分胞质包绕一个胞核，形成裂殖子，称为成熟裂殖体。间日疟原虫的成熟裂殖体常充满于被寄生的红细胞，形成12～24个裂殖子。由于裂殖子的运动，导致红细胞破裂，裂殖子逸出进入血液。在血液中的裂殖子，一部分被吞噬细胞吞噬，一部分侵入健康的红细胞，重复裂体增殖过程。③配子体形成：疟原虫经过几次红细胞内裂体增殖，部分裂殖子在红细胞内不再进行裂体增殖，而发育为雌性配子体或雄性配子体，开始有性生殖。间日疟原虫配子体呈圆形或椭圆形，疟色素均匀分布于虫体内，核1个。雌性配子体胞质致密，色深蓝，虫体较大，占满胀大的红细胞，核稍小，深红色，多位于虫体一侧。雄性配子体胞质浅蓝而略带红色，核较大，淡红色，多位于虫体的中央。

2.在蚊体内发育 疟原虫在蚊体内发育包括在蚊胃腔内进行有性生殖，即配子生殖和在蚊胃壁进行的无性生殖，即孢子增殖两个阶段。

当按蚊刺吸疟疾病人血液时，疟原虫随血液进入蚊胃后，仅雌、雄配子体能存活并继续进行配子生殖，卵囊形成后即进入孢子增殖阶段，子孢子可随蚊血、淋巴钻入蚊唾液腺，当雌蚊再度刺吸人血时，便可随唾液进入人体。

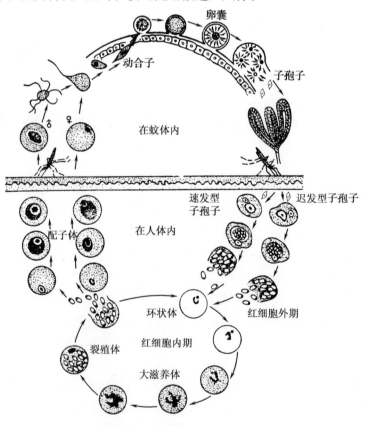

图12-4 间日疟原虫生活史

（二）致病性

1. 发作　表现为周期性的寒战、发热和出汗退热三个连续阶段。间日疟疾和卵形疟疾为隔日发作一次；三日疟疾为隔两天发作一次；恶性疟疾起初为隔日发作一次，以后则出现每天发作或间歇期不规则。疟疾发作初期为寒战期，经 1 ~ 2 小时后体温上升，可达 39℃ ~ 40℃，经 4 ~ 6 小时或更长时间后，进入多汗期，体温急剧下降。发作周期与红内期裂体增殖周期一致。

2. 再燃与复发　急性疟疾病人在疟疾发作停止后，经过数周或数月，在无再感染的情况下，出现疟疾发作临床症状，称为再燃。疟疾初发后，红细胞内期疟原虫已被消灭，未经蚊媒传播感染，但经过一段时间的潜隐期，又出现疟疾发作，称为复发。复发是由于肝细胞中迟发型子孢子结束休眠状态后，裂殖子再次侵入红细胞引起临床发作。恶性疟原虫和三日疟原虫无迟发型子孢子，不引起复发。

3. 贫血与脾肿大　疟疾发作几次后，红细胞内期疟原虫直接破坏红细胞，可出现贫血症状。发作次数越多，病程越长，贫血越重。长期不愈或反复感染者，脾大十分明显。

4. 凶险型疟疾　凶险型恶性疟疾的临床表现为：剧烈头痛、谵妄、急性神经紊乱、高热、昏睡或昏迷、惊厥、重症贫血、肾衰竭等，若不及时诊治，死亡率很高。疟疾死亡病例中 90% 以上属脑型疟。

（三）实验室检查

1. 病原学检查　从受检者耳垂或指尖采血做薄血膜和厚血膜涂片，染色镜检，检出疟原虫即可确诊。

2. 其他检查　应用间接免疫荧光法检测特异性疟原虫抗体，已在流行病学调查中使用。

（四）防治原则

1. 预防　蚊媒防治、预防服药，常用药物为氯喹，或乙胺嘧啶＋磺胺多辛。预防服药时，每种药物疗法不宜超过半年。

2. 治疗　疟疾治疗不仅是解除病人的疾苦，同时也是为了控制传染源，防止传播：①杀灭红细胞外期裂殖体及休眠子，如伯喹。②杀灭红细胞内裂体增殖期，如氯喹等，用以控制临床发作。③杀灭配子体，如伯喹，用于切断传播。④杀灭孢子增殖期，如乙胺嘧啶，可抑制蚊体内的孢子增殖发育。

二、刚地弓形虫

刚地弓形虫是猫科动物的肠道球虫。该虫呈世界性分布，人和许多动物都能感染，引起人畜共患的弓形虫病，尤其在宿主免疫功能低下时，可造成严重后果，属机会致病原虫。

（一）形态

弓形虫发育的全过程，可有 5 种不同形态的阶段：即滋养体、包囊、裂殖体、配子体和卵囊。前两期形态见于中间宿主（人和各种哺乳动物）的有核细胞内发育，后 3 种形态在猫小肠内绒毛上皮细胞内发育。

1. 滋养体　是指在中间宿主的有核细胞内营分裂繁殖的虫体，又称速殖子。速殖子长 4 ～ 7μm，最宽处 2 ～ 4μm。经姬氏染剂或瑞氏染剂染色后可见胞浆呈蓝色，胞核呈紫红色。

2. 包囊　圆形或椭圆形，直径自 5μm 至 100μm，具有一层富有弹性的坚韧囊壁。囊内滋养体称缓殖子，可不断增殖，内含数个至数百个虫体。

3. 裂殖体　在猫科动物小肠绒毛上皮细胞内发育增殖，成熟的裂殖体为长椭圆形，内含 4 ～ 29 个裂殖子，以 10 ～ 15 个居多，呈扇状排列，裂殖子形如新月状，前尖后钝，较滋养体为小。

4. 配子体　由游离的裂殖子侵入另一个肠上皮细胞发育形成配子母细胞，进而发育为配子体，有雌雄之分。

5. 卵囊　刚从猫粪排出的卵囊为圆形或椭圆形，每个分别由 4 个子孢子组成，相互交错在一起，呈新月形。

（二）生活史

弓形虫生活史包括有性生殖阶段和无性生殖阶段，全过程需两种宿主。有性生殖只限于在猫科动物小肠上皮细胞内进行，称肠内期发育。无性生殖阶段可在肠外其他组织、细胞内进行，称肠外期发育。弓形虫对中间宿主的选择极不严格，除哺乳动物外，鸟类、鱼类和人都可寄生，对寄生组织的选择也无特异亲嗜性，除红细胞外的有核细胞均可寄生。

（三）致病性

弓形虫的侵袭作用除与虫体毒力有关外，宿主的免疫状态亦起着重要作用，因此弓形虫病的严重程度取决于寄生虫与宿主相互作用的结果。

1. 先天性弓形虫病　虫体经胎盘传给胎儿，可导致流产、早产、死产、畸形儿，严重影响出生人口素质。

2. 获得性弓形虫病　为经口食入包囊所致，有症状者最常见的是淋巴结炎，伴发热和四肢乏力，隐形感染者在抵抗力低下时可出现腹、脑、多脏器明显临床病变，如艾滋病病人常并发弓形虫脑炎而死亡。淋巴结肿大是获得性弓形虫病最常见的临床类型，多见于颌下和颈后淋巴结。

（四）防治原则

防止弓形虫病流行应加强对家畜、家禽和可疑动物的监测和隔离；对肉类加工厂建立必要的检疫制度；加强饮食卫生管理，教育群众不吃生或半生的肉制品；不养猫、犬等动物；定期对孕妇做弓形虫常规检查，以防止先天性弓形虫病的发生。

对急性期病人应及时药物治疗，但目前尚无理想的特效药物。乙胺嘧啶、磺胺类对增殖期弓形虫有抑制生长的作用。

同步训练

1. 阴道毛滴虫是寄生在_____，主要引起_____。

2. _____可引起胎儿畸形。

第十三章 医学节肢动物

医学节肢动物是指凡以骚扰、刺螫、吸血、寄生和传播疾病等方式危害人类健康的节肢动物。由于昆虫纲在节肢动物中占绝大多数，称为医学昆虫学，危害人体健康的节肢动物有昆虫纲、蛛形纲、甲壳纲、唇足纲、倍足纲 5 个纲。

 知识要点

1. 危害人类健康的节肢动物的种类，蚊蝇主要传播的疾病。
2. 蚤、虱、蜱、螨的危害。

第一节 概 述

一、发育与变态

昆虫的个体发育经胚胎发育和胚后发育两个阶段，前者在卵内完成，后者即从孵化为幼虫到成虫性成熟为止，称为变态。

变态分为两类：

1. 全变态生活史有卵、幼虫、蛹和成虫四期，各期生活习性差别显著，如蚊、蝇及蚤等。

2. 不全变态生活史有卵、若虫、成虫三期，如虱。

二、医学节肢动物侵害人体的方式

一般归纳为直接危害和间接危害两类：

1. **直接危害** 是指医学节肢动物本身在人体内寄生或与人体接触后所致的危害。包括：①吸血和骚扰：如蚊的吸血、骚扰。②致敏作用：节肢动物的唾液、分泌物、排泄物等成为致敏源，引起宿主过敏反应，如疥螨寄生于人体可引起皮疹和瘙痒等过敏反应。③寄生：节肢动物作为病原体寄生于人体，如蝇蛆、疥螨、蠕形螨均可寄生于人体。

2. 间接危害　即传播疾病，这是医学节肢动物对人类最重要的危害：①机械性传播：病原体在医学节肢动物体内或体表被携带和传递，但病原体无数量和形态的变化，如蝇传播痢疾、伤寒和霍乱等。②生物性传播：病原体必须在媒介体内进行发育或完成生活史的某一阶段才具有感染性，如疟原虫。

三、医学节肢动物的防治原则

1. 治理环境　使其不利于节肢动物的生存和繁殖。
2. 化学防治　用药物驱避或毒杀医学节肢动物。
3. 生物防治　利用捕食性和致病性生物来防治医学节肢动物。

第二节　常见的医学节肢动物

一、蚊

与疾病有关的蚊种主要有按蚊、库蚊、伊蚊。

（一）形态与生活史

1. 成虫外部形态　蚊是小型昆虫，体长 1.6 ~ 12.6mm。呈灰褐色、棕褐色或黑色。分头、胸、腹 3 部分（图 13-1）：①头部似半球形，有腹眼和触角各 1 对，头部前有一管状刺吸式口器，是传播病原体的重要构造。②胸部分前胸、中胸和后胸，有足 3 对，有翅 1 对。③腹部细长分节明显。

2. 生活史　蚊的发育为全变态，生活史分 4 个时期，即卵、幼虫、蛹和成虫。前 3 个时期生活于水中，成虫生活于陆地上。

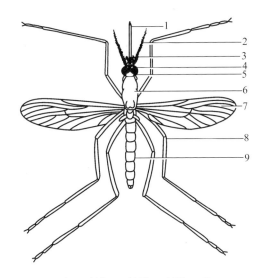

1. 喙；2. 触角；3. 触须；4. 复眼；5. 头
6 胸；7. 翅；8. 足；9. 腹
图 13-1　蚊成虫形态

（二）生态习性

雄蚊不吸血，只吸植物汁液及花蜜。雌蚊可吸植物汁液以保持个体生存，但必须吸食人或动物的血液卵巢才能发育，繁殖后代。一般成蚊在黄昏或黎明前后进行交配及产卵，按蚊和库蚊吸血活动时间多在夜晚或黎明，白天停息，而伊蚊则多在白天进行吸血活动。蚊的季节消长和温度、湿度、雨量等密切相关。我国气候南北悬殊，各蚊种季节消长各异。成蚊密度在 5 月起始上升，7 月达高峰，9 月以后下降。掌握各地区不同蚊种的季节消长有利于开展防蚊、灭蚊。

（三）与疾病的关系

蚊虫除直接叮刺吸血、骚扰睡眠外，更严重的是传播多种疾病。我国的蚊传病有疟疾、淋巴丝虫病、流行性乙型脑炎和登革热 4 类。

（四）防治原则

防蚊滋生，改变孳生环境，减少孳生场所，生物杀虫剂灭蚊。

二、蝇

（一）形态

成蝇体长一般 5 ~ 10mm，分头、胸、腹三部分，头部近似半球形，有复眼 1 对，大部分蝇类的口器为舐吸式，吸血蝇类的口器为刺吸式。胸部有 1 对翅，3 对足，足末端有爪和爪垫各 1 对，爪垫发达，密布黏毛。爪垫和足上密布鬃毛，均可携带多种病原体。腹部分节明显。

（二）生活史（图 13-2）

蝇为全变态昆虫，生活史有卵、幼虫、蛹和成虫 4 个阶段。多数蝇类在夏季产卵，卵产出后一天即可孵化出幼虫。幼虫成熟后可爬至孳生物表层化蛹，成虫即破蛹而出。成蝇寿命视蝇种而有不同，多为 1 ~ 2 个月。

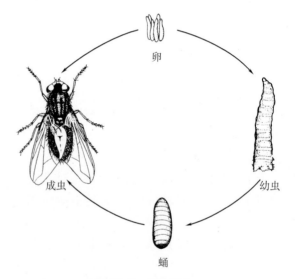

图 13-2　蝇生活史

（三）生态习性

成蝇的食性多为杂食性，腐败的动植物，人和动物的食物、排泄物、分泌物和脓血等均可为食。蝇取食频繁，且边吃、边吐、边排粪，该习性在蝇类机械性传播疾病方面具有重要意义。

（四）与疾病的关系

蝇除骚扰人、污染食物外，机械性传播是蝇类主要的传病方式。蝇可传播消化道疾病，如痢疾、霍乱、伤寒、脊髓灰质炎和肠道蠕虫病；呼吸道疾病，如肺结核和肺炎；皮肤疾病，如细菌性皮炎、炭疽和破伤风；眼病，如沙眼和结膜炎。

三、蚤

蚤属于昆虫纲，蚤生活史为全变态，包括卵、幼虫、蛹和成虫 4 个时期，发育为成虫约需 1 个月，蚤的寿命约 1 ~ 2 年。

人进入有蚤的场所或蚤随家畜、鼠类活动侵入居室，蚤可到人身上骚扰并吸血，影响休息或因抓搔致感染。蚤传播的疾病有鼠疫、斑疹伤寒等。

四、虱

虱是哺乳动物的体外永久性寄生虫。寄生于人体的虱有两种，即人虱和耻阴虱。一般认为虱为不全变态，生活史中有卵、若虫和成虫三期。若虫和雌雄成虫都嗜吸人血。虱不耐饥饿，若虫每日至少需吸血 1 次，成虫则需数次，常边吸血边排粪。由于正常人体表的温湿度正是虱的最适温湿度，虱一般情况下不会离开人体。当宿主患病或剧烈运动后体温升高、汗湿衣着，或病死后尸体变冷，虱即爬离原来的宿主。以上习性对于虱的散布和传播疾病都有重要作用。

人虱的散布是由于人与人之间的直接和间接接触引起。耻阴虱的传播主要是通过性交。虱吸血后，在叮刺部位可出现丘疹和瘀斑，产生剧痒，由于搔抓可继发感染。

五、蜱

蜱分硬蜱和软蜱。发育过程分卵、幼虫、若虫和成虫 4 个时期。

硬蜱多生活在森林、灌木丛、开阔的牧场、草原、山地的泥土中等，软蜱多栖息于家畜的圈舍、野生动物的洞穴、鸟巢及人房的缝隙中。蜱的幼虫、若虫、雌雄成虫都吸血。宿主包括陆生哺乳类、鸟类、爬行类和两栖类，有些种类侵袭人体。气温、湿度、土壤、光周期、植被、宿主等都可影响蜱类的季节消长及活动。在温暖地区多数种类的蜱在春、夏、秋季活动。

传播疾病主要有：森林脑炎、新疆出血热、蜱媒回归热等。

六、螨

螨为蛛形纲节肢动物，危害人体的螨有以下几种：

（一）恙螨

恙螨又称恙虫，能传染恙虫病。恙螨生活史分为卵、前幼虫、幼虫、若蛹、若虫、成蛹和成虫七期。恙螨除幼虫必须寄生外，生活史的其他时期都在地面浅表层生活。在野外多孳生于草地，在居民点多在地热低洼、潮湿荫蔽、环境卫生不好、常有鼠类活动的地点。

（二）疥螨

疥螨是一种永久性寄生螨类。疥螨常寄生于人体皮肤较柔软嫩薄之处，疥螨寄生部位的皮损为小丘疹、小疱及隧道，多为对称分布。剧烈瘙痒是疥疮最突出的症状，引起发痒的原因是雌螨挖掘隧道时的机械性刺激及生活中产生的排泄物、分泌物，引起的过敏反应所致。白天瘙痒较轻，夜晚加剧，睡后更甚。由于剧痒、搔抓，可引起继发性感染，发生脓疮、毛囊炎或疖肿。

（三）蠕形螨

蠕形螨俗称毛囊虫，是一类永久性寄生螨，寄生于人和哺乳动物的毛囊和皮脂腺内，已知有 140 余种和亚种。寄生于人体的仅两种，即毛囊蠕形螨和皮脂腺蠕形螨（图 13-3）。

蠕形螨是酒渣鼻、痤疮和脂溢性皮炎等病因之一。临床上常用挤压涂片法或透明胶纸法采集标本，光镜下检出该虫可确诊。蠕形螨对外界环境抵抗力较强，对酸碱度的适应范围也较大，日常生活中使用的肥皂、化妆品等均不能杀死。目前治疗药物较常用的有：口服灭滴灵及维生素 B_2，兼外用 2% 灭滴灵霜。外用的药物还有 10% 硫黄软膏、苯甲酸苄酯乳剂、二氯苯醚菊酯霜剂等，都有一定疗效。

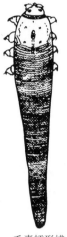 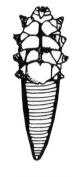

毛囊蠕形螨　　皮脂蠕形螨

图 13-3　蠕形螨成虫

同步训练

1. 说出医学节肢动物对人体的危害。
2. 以蚊蝇为例，叙述医学节肢动物的传病方式。
3. 蚊、蝇、蚤、虱、蜱、螨分别能传播哪些疾病？

下篇　免疫学基础

第十四章　免疫学概述

免疫学是生命科学的重要组成部分，是研究机体免疫系统的组织结构、生理功能和相关疾病的免疫损伤机制，对相关疾病进行诊断和防治的一门学科，是医学生必修的医学基础课程。

 知识要点

1. 免疫的概念。
2. 免疫的功能。

第一节　免疫学的基本概念

一、免疫的概念

传统的免疫一直被理解为机体的抗感染能力。随着人类对免疫学的深入研究，发现机体不单是对微生物，而且对各种"非己"物质都能够进行识别和排斥，以维持机体正常的生理环境。所以，现代免疫的概念就扩展为机体识别和排除抗原性异物的一种生理功能。这种功能是由机体的免疫系统来完成的。

二、医学免疫学的概念及分支学科

医学免疫学是研究人体免疫系统的结构和功能的科学，其阐明免疫系统识别抗原后发生免疫应答及其清除抗原的规律，并探讨免疫功能异常所致病理过程和疾病的机制。通过掌握免疫学的基本理论和技术，为诊断、预防和治疗某些免疫相关疾病奠定基础。

医学免疫学分为基础免疫学和临床免疫学。基础免疫学主要研究、阐明免疫应答的机制。免疫学与临床医学学科相互渗透已形成诸多分支学科，如免疫病理学、免疫药理学、感染免疫学、肿瘤免疫学、移植免疫学、血液免疫学、老年免疫学等。应用免疫学的理论与方法诊断和防治某些免疫相关疾病，已成为现代医学的重要手段。

第二节　免疫的功能

根据免疫系统对抗原性异物识别和排斥的反应不同，把机体的免疫功能分为以下三个方面：

一、免疫防御

免疫防御指机体排除病原生物及其代谢产物的能力。这种功能过高时易出现超敏反应导致机体组织损伤或生理功能紊乱，而过低时机体则出现免疫缺陷病。

二、免疫稳定

免疫稳定指机体识别和清除自身衰老、损伤和死亡的组织细胞的能力。此功能失调时易导致正常组织损伤出现自身免疫病。

三、免疫监视

免疫监视指机体杀伤和清除体内突变细胞的能力。此功能低下，机体易患恶性肿瘤。

由此可见，免疫功能正常时对机体是有益的，但异常情况下可以造成机体组织损伤或生理功能紊乱（表 14-1）。

表 14-1　免疫功能的表现

功能	正常表现	异常表现	
免疫防御	清除病原生物及其代谢产物	过高：超敏反应	
		过低：免疫缺陷	
免疫稳定	清除衰老、损伤、死亡细胞	紊乱：自身免疫	
免疫监视	清除突变细胞	低下：易发肿瘤	

同步训练

1. 现代免疫的概念是_____。

2. 免疫的功能有_____、_____、_____。

3. 免疫防御是指机体能识别和清除_____，功能过强可导致_____。

4. 机体能清除衰老、损伤、死亡细胞的功能称为____，这种功能紊乱会产生_____。

5. 机体患恶性肿瘤时其_____功能下降。

第十五章 抗　　原

　　免疫功能能识别和排除机体内出现的"非己"物质，是因为这些物质激活了机体的免疫系统产生了免疫应答。具备哪些条件的物质能够具有这种性能呢？

 知识要点

　　1. 抗原的概念。
　　2. 抗原的特性。
　　3. 抗原决定簇与交叉反应。
　　4. 医学上重要的抗原。

第一节　抗原的概念和特性

一、抗原的概念

　　抗原是指能刺激机体免疫系统产生免疫应答的物质。抗原能与 T 细胞、B 细胞表面的抗原受体结合，促使其增殖、分化，产生抗体或效应淋巴细胞；无论在体内或体外，抗原都能与相应的抗体或效应淋巴细胞发生特异性结合。体内作用的结果是发生免疫应答排除抗原；体外结合后，在一定条件下会出现不同的现象，可以利用这一原理检测抗原或抗体来诊断疾病。

二、抗原的特性

　　抗原物质应具备两种特性：
　　1. 免疫原性　是指抗原物质能刺激机体相应的免疫细胞，使之产生抗体或转变成效应淋巴细胞的性能。
　　2. 抗原性　是指抗原能在体内、体外与相应抗体或效应淋巴细胞特异性结合的性能。
　　既具有免疫原性又具有抗原性的物质称为完全抗原，既通常所称的抗原，如病原生物、异种蛋白等；不具有免疫原性只具有抗原性的物质称为半抗原，如某些药物、多糖等。半抗原与蛋白质结合后，可获得免疫原性，成为完全抗原（图 15-1）。

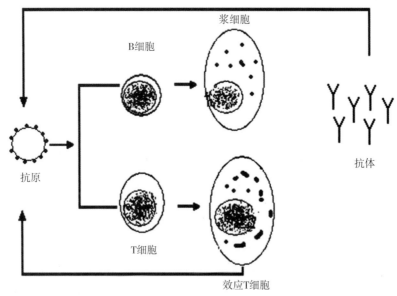

图 15-1　抗原示意图

第二节　决定抗原免疫原性的条件

一、异物性

异物性是免疫原性的核心。凡在胚胎时期未与自身淋巴细胞接触过的物质均为非己物质，具有异物性。临床上常见的有：①异种物质：生物之间亲缘关系越远，免疫原性越强。②同种异型物质：同一种属不同个体间组织结构也存在差异，相互之间具有免疫原性。③自身物质：一般情况下，自身物质不是抗原。但由于某些因素影响，自身物质组成或结构发生变化或某些自身成分（如眼晶状体蛋白、精子等）释放入血，可成为自身抗原。

二、理化性状

1.大分子物质　抗原的分子量越大，其免疫原性越强。抗原的分子量一般在 10kD 以上。大分子物质表面的抗原决定簇多，有利于与免疫细胞相互作用。

2.复杂的化学成分　抗原成分越复杂，其分子结构越稳定、多变，可形成更多的抗原决定簇，提高免疫性，如明胶的分子量约 100kD，但因其不含芳香族氨基酸，免疫原性较弱。

3.抗原决定簇要表露　抗原决定簇是抗原物质刺激机体产生免疫应答的有效成分。抗原决定簇的表露是决定抗原免疫原性的必需条件，它若存在于大分子内部，则不表现出免疫原性。

另外，抗原的免疫原性还与其物理性状、进入机体的途径、剂量以及机体的年龄、性别、生理状态和遗传因素等有关。

第三节 抗原的特异性与交叉反应

一、抗原的特异性

抗原的特异性即针对性和专一性，是指抗原只能刺激机体产生相应的抗体或效应淋巴细胞，并且只能与相应的抗体或效应淋巴细胞发生特异性结合，如同一把钥匙只能开一把锁。这种特异性是机体免疫应答的基本特征，是免疫学特异性防治和诊断的理论基础。

抗原的特异性是由抗原决定簇决定的。抗原决定簇是存在于抗原分子表面，决定抗原特异性的特殊的化学基团，又称表位。一般由几个到十几个氨基酸构成。它是抗原刺激机体免疫系统发生免疫应答的重要结构。

二、共同抗原与交叉反应

天然抗原的分子表面一般含有多种抗原决定簇，可刺激机体产生多种抗体。抗原物质特有的抗原决定簇称为特异性抗原，不同抗原物质之间存在的相同或相似的抗原决定簇称为共同抗原，抗体对具有相同或相似决定簇的不同抗原的反应，称为交叉反应（图 15-2）。

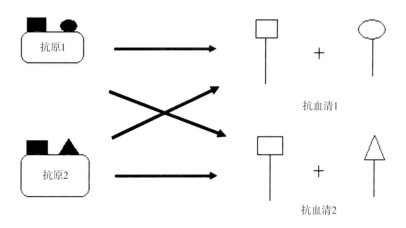

图 15-2 共同抗原与交叉反应

第四节 医学上重要的抗原

临床上常见的许多物质都具有抗原性。我们可以利用其有利的方面诊断和防治疾病，同时也应注意抗原物质引起的免疫损伤。

一、异种抗原

来自其他物种的抗原性物质称为异种抗原。

1.微生物及其代谢产物　细菌、病毒等微生物都是良好的抗原，它们虽然结构简单，但都是多种抗原组成的复合体，可以刺激机体产生相应的抗体和效应淋巴细胞。故可以将病原微生物制成疫苗预防传染病，也可用相应已知抗原（抗体）检测抗体（抗原）诊断疾病，如接种乙型肝炎疫苗预防乙型肝炎，通过检测乙型肝炎病毒的抗原和机体产生的抗体诊断乙型肝炎。

2.细菌外毒素和类毒素　细菌外毒素的化学成分为蛋白质，其经过低浓度甲醛处理后失去毒性，保留免疫原性即为类毒素。注射类毒素，可刺激机体产生相应抗体（即抗毒素），中和可能进入体内的外毒素，预防和治疗外毒素引起的疾病。临床上常用的有破伤风类毒素和白喉类毒素。

3.动物的免疫血清　含有抗毒素的血清称为动物的免疫血清，一般是将类毒素给马注射后提取的马血清，临床上用于预防和治疗外毒素引起的疾病。使用抗毒素之前应做皮肤过敏试验，因为它是异种动物的蛋白质，可引起机体发生超敏反应。

二、同种异型抗原

同一种属不同个体间存在的不同抗原称同种异型抗原。人类的同种异型抗原有：

1.红细胞血型抗原　人类血型抗原有40余种系统，主要有ABO系统和Rh系统：

（1）ABO系统　根据人类红细胞膜上抗原的不同，可将人类血型分为A型、B型、AB型和O型4种。血型不合的个体间相互输血，能引起严重的输血反应。临床上输血前必须做血型鉴定。

（2）Rh系统　根据人类红细胞膜上有无D抗原可将人类Rh系统分为Rh阳性和Rh阴性。中国人90%以上为Rh阳性。Rh阴性的母体第二次分娩时，可能引起新生儿溶血症。

2.人类白细胞抗原（HLA）　HLA也称为人类主要组织相容性抗原，因最早在白细胞上发现而得名。它是广泛存在于人类所有有核细胞膜上的抗原。HLA是异体组织器官移植时发生排斥反应的主要抗原。

三、自身抗原

1.隐蔽的自身抗原　胚胎发育时期免疫细胞未接触过的自身组织称为隐蔽抗原。由于外伤、手术和感染等原因，使隐蔽抗原进入血流成为自身抗原，引起自身免疫病。

2.修饰的自身抗原　自身成分由于感染、电离辐射或药物等作用发生变化成为自身抗原，刺激机体产生自身免疫病。也可因机体免疫系统发生紊乱，针对自身正常组织发生免疫应答，造成组织损伤。

四、异嗜性抗原

存在于不同种属间的共同抗原称为异嗜性抗原，如乙型溶血性链球菌 A 族与肾小球基底膜有共同抗原成分，感染后可引起急性肾小球肾炎。立克次体与变形杆菌之间有共同抗原，临床上可以用变形杆菌代替立克次体检测病人血清中的抗立克次体抗体，辅助诊断立克次体病。

五、肿瘤抗原

1. **肿瘤特异性抗原**　指存在于某种特定肿瘤细胞表面的抗原，如黑色素瘤的抗原。

2. **肿瘤相关抗原**　指与某种肿瘤的发生有关，但不是肿瘤特有的抗原。在正常人体内可少量存在，在发生某种肿瘤时，其含量明显增加，如甲胎蛋白（AFP）、癌胚抗原等。

同步训练

1. 抗原是指_____。

2. 抗原的两种基本特性是_____和_____。

3. 既具有免疫原性又具有抗原性的物质称为_____。

4. 抗原的特异性是指_____，它是由_____决定的。

5. 抗原决定簇是指_____。

6. 交叉反应是由于_____抗原的存在。

7. 医学上重要的抗原有_____、_____、_____、_____、_____。

8. 临床上常见的异种抗原有_____、_____、_____。

9. 使用抗毒素时应先做过敏试验的原因是_____。

10. 类毒素是_____失去毒性保留抗原性制成的。

11. 同种异型抗原包括_____和_____。常见的人类红细胞抗原系统有_____和_____。血型不合的人输血会导致_____。

12. 由于_____的存在，器官移植时会发生移植排斥反应。

第十六章　免疫球蛋白

人类机体中有一些"勇敢的战士"，它能清除侵入机体的细菌、病毒等抗原，但同时也（有）一些"不合格的战士"，因为它对机体也造成了损伤，这些"战士"就是抗体。

 知识要点

1. 抗体的概念。
2. 免疫球蛋白的概念。
3. 免疫球蛋白的基本结构。
4. 免疫球蛋白的功能区及主要功能。
5. 免疫球蛋白的水解片段。

第一节　抗体与免疫球蛋白的概念

一、抗体

抗体（Ab）是机体 B 淋巴细胞被抗原激活后，增殖、分化为浆细胞，由浆细胞所合成分泌的一类能与相应抗原特异性结合的球蛋白，主要存在于血清等体液中，因此将抗体介导的免疫称为体液免疫。

知识拓展

抗体的发现

1890 年，德国科学家 Behring 和日本科学家北里在德国的传染病研究所工作时发现，被灭活的白喉或破伤风杆菌免疫过的动物血清具有特异性中和毒素的作用，将其过继转移给其他动物，也会使它们产生同样的作用，这些血清中存在的活性物质就是免疫球蛋白，即抗体。免疫球蛋白的分子量大，结构很复杂，研究很困难，所以在很长的时间内，人们对它所知甚微。直到20 世纪 50 年代，美国科学家埃德尔曼和英国科学家波特才分析出免疫球蛋白的结构。正是这项贡献，他们共同获得了 1972 年的诺贝尔生理学奖或医学奖。

二、免疫球蛋白

免疫球蛋白（Ig）是指具有抗体活性或化学结构与抗体相似的球蛋白。抗体都是免疫球蛋白，但免疫球蛋白并不一定都是抗体，如骨髓瘤病人血清中浓度异常增高的骨髓瘤蛋白，其化学结构与抗体相似，但无抗体活性，没有免疫功能，因此不能称为抗体。总之，免疫球蛋白可以看做是化学结构上的概念，而抗体则是生物学功能上的概念。

第二节　免疫球蛋白的结构与类型

一、免疫球蛋白的基本结构（图16-1）

免疫球蛋白分子的基本结构是由二硫键连接的四条多肽链组成的对称结构，称为单体，呈"Y"或"T"字形。其中两条相同的长链，由450～550个氨基酸残基组成，相对分子量较大，称为重链。另两条相同的短链，由214个氨基酸残基组成，相对分子量较小，称为轻链。每条多肽链都有氨基端和羧基端，氨基末端轻链的1/2和重链的1/4区域内氨基酸组成及排列顺序高度可变，称为可变区（V区），用VH和VL表示，能与抗原特异性结合。羧基末端轻链的1/2与重链的3/4区域内氨基酸的组成和排列比较恒定，称此区为恒定区，用CH和CL表示。位于重链恒定区之间的铰链区，含有大量的脯氨酸，富有弹性，可使免疫球蛋白由T型转变为Y型，暴露补体结合点，便于结合补体。

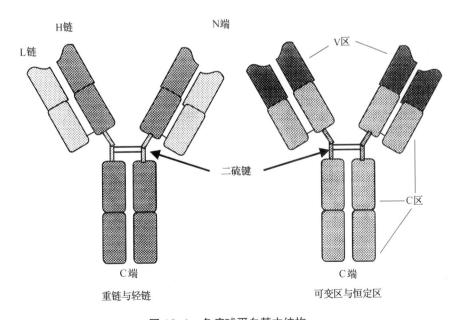

图 16-1　免疫球蛋白基本结构

二、免疫球蛋白的分类

根据重链恒定区氨基酸组成和排列顺序的不同，可将免疫球蛋白分为 IgG、IgA、IgM、IgD 和 IgE 五类。其中 IgG、IgD、IgE 和血清型 IgA 均为单体。分泌型 IgA 是由连接链（J 链）相连两个单体 IgA 和 1 个分泌片组成；IgM 是由连接链（J 链）连接 5 个单体相连而成（图 16-2）。

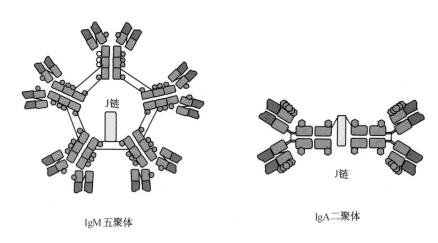

IgM 五聚体   IgA 二聚体

图 16-2　分泌型 IgA 和 IgM 结构

三、免疫球蛋白的功能区

两条相同的重链和两条相同的轻链通过链间二硫键维系构成一个 Ig 单体分子，其中每条肽链又可被链内二硫键连接折叠成几个球形结构，每个球形结构约由 110 个氨基酸组成，具有一定的功能，称为免疫球蛋白功能区。IgG、IgA 和 IgD 的重链有 4 个功能区，即 VH、CH1、CH2 和 CH3；IgM 和 IgE 的重链有 5 个功能区，即多 1 个 CH4；轻链则有 VL 和 CL 两个功能区。各区主要功能如下：

1. VH 和 VL　是抗体与抗原特异性结合部位。

2. CH1 和 CL　为 Ig 遗传标志所在处。

3. IgG 的 CH2 和 IgM 的 CH3　是补体结合部位，参与补体激活；母体的 IgG 可借助 CH2 通过胎盘。

4. IgG 的 CH3 和 IgE 的 CH4　有亲细胞活性，能使 Ig 结合固定于具有相应受体的组织细胞表面。

四、免疫球蛋白的水解片段

用木瓜蛋白酶水解 IgG，可在其重链铰链区二硫键近氨基端侧切断，使其裂解为 2 个相同的 Fab 段和 1 个 Fc 段。Fab 段即抗原结合片段，包含重链和轻链的可变区，能与抗原发生特异性结合。Fc 段具有活化补体、结合细胞、通过胎盘和黏膜的功能（图 16-3）。

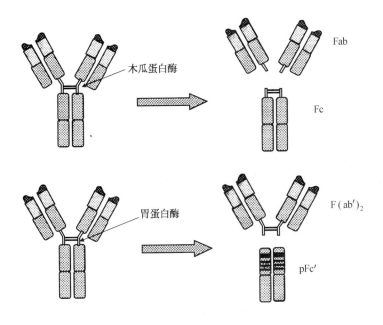

图 16-3 免疫球蛋白水解片段

<h1 align="center">第三节 抗体的生物学作用</h1>

一、Fab段的生物学作用

Fab 段能够特异性地结合抗原，抗体与相应的抗原结合后发挥的免疫学效应因抗原性质而不同，如中和病毒和毒素、抑制细菌吸附等。抗原抗体结合后，同时引起免疫球蛋白的 Fc 段变构，从而产生其他的生物学活性。

二、Fc段的生物学作用

（一）激活补体

当抗体与相应抗原特异性结合后，抗体发生变构，暴露 CH 区上补体结合位点，结合并激活补体，溶解抗原细胞。

（二）结合细胞

抗体可通过其 Fc 段与多种细胞表面的 Fc 受体结合，产生各种效应。

1. 调理作用　IgG 的 Fc 段与中性粒细胞、巨噬细胞表面 Fc 受体结合，可增强吞噬作用（图 16-4）。

2. 抗体依赖性细胞介导的细胞毒作用（ADCC）　NK 细胞通过其表面的 IgGFc 受体识别结合靶细胞上的 IgGFc 段，直接杀伤靶细胞（图 16-5）。

3. 介导Ⅰ型超敏反应　IgE 的 Fc 段与肥大细胞、嗜碱性粒细胞表面 Fc 受体结合，引起 I 型超敏反应。

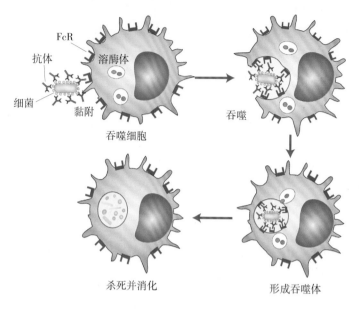

图 16-4 调理作用

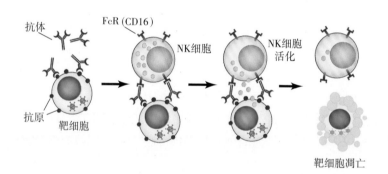

图 16-5 ADCC 作用

4. 穿过胎盘和黏膜 IgG 是唯一能从母体通过胎盘到胎儿体内的免疫球蛋白,对于新生儿抗感染具有重要作用。sIgA 可经上皮细胞进入呼吸道等黏膜,在黏膜局部发挥免疫作用。

第四节 五种免疫球蛋白的特性与功能

一、IgG

IgG 出生后 3 个月开始合成,5 岁时达成人水平。IgG 是血清含量最高、分子量最小的免疫球蛋白,占血清免疫球蛋白总量的 75% ~ 80%。IgG 半衰期最长,也是唯一能穿过胎盘的抗体,是机体抗感染的主要抗体。

二、IgA

IgA 出生 4 ~ 6 个月开始合成，12 岁左右达成人水平。分为血清型和分泌型。血清型 IgA 主要存在于血清中，多为单体分子，占血清免疫球蛋白总量的 10% ~ 20%。分泌型 IgA（sIgA）主要存在于外分泌液中（初乳、唾液、泪液、胃肠液、支气管分泌液等），是机体局部黏膜抗感染的重要因素。新生儿由于 sIgA 合成不足，故易患呼吸道或胃肠道感染。初乳中含有 sIgA，故提倡母乳喂养。

三、IgM

IgM 由 5 个单体构成，是分子量最大的免疫球蛋白，故又称巨球蛋白。IgM 因分子量大，不易透过血管壁，80% 存在于血液内，在防止发生菌血症方面起重要作用。IgM 是个体发育中最早合成的免疫球蛋白，在胎儿晚期已能合成，但不能通过胎盘，如脐带血中出现高浓度 IgM 时，提示胎儿宫内感染。机体感染后最早出现的也是 IgM，因此 IgM 含量升高表明机体近期有感染，可作为早期诊断依据。天然的 ABO 血型抗体为 IgM。

四、IgD

IgD 在血清中含量很低，约占总免疫球蛋白的 0.2%。血清中 IgD 功能尚不清楚，但 IgD 在 B 细胞膜上出现，是 B 细胞成熟的标志。

五、IgE

IgE 是正常人血清中含量最低的免疫球蛋白，仅占免疫球蛋白总量的 0.002%。IgE 可通过 Fc 段与嗜碱性粒细胞和肥大细胞膜上相应受体结合，引起 I 型超敏反应，故称亲细胞抗体。

同步训练

1. 免疫球蛋白是由两条_____和两条_____借二硫键连接起来的对称分子结构。
2. 人类免疫球蛋白分为_____、_____、_____、_____、_____五类。
3. 木瓜蛋白酶水解 IgG 的片段为 1 个_____和 2 个相同的_____。
4. 说出抗体的生物学作用。

第十七章　免疫系统

免疫系统是机体完成免疫功能的物质基础，由免疫器官、免疫细胞和免疫分子组成。

 知识要点

1. 免疫器官的种类和功能。
2. 免疫细胞的种类。
3. T 细胞和 B 细胞的表面标志及作用。
4. T 细胞和 B 细胞的功能。

第一节　免疫器官

免疫器官是免疫细胞发生、分化、成熟的场所，根据其功能上的差异可以分为中枢免疫器官和外周免疫器官。

一、中枢免疫器官

中枢免疫器官是免疫细胞发生、分化、成熟的场所，包括骨髓和胸腺。

1. 骨髓　骨髓是所有血细胞的来源，各种免疫细胞也都是从骨髓中的多能干细胞发育而来。骨髓依赖性淋巴细胞（B 淋巴细胞）在骨髓中发育成熟，进入外周免疫器官相应部位定居。

2. 胸腺　来自骨髓的部分淋巴干细胞在胸腺微环境作用下，继续分化、发育成熟为胸腺依赖性淋巴细胞（T 淋巴细胞），进入外周免疫器官的相应部位定居。

二、外周免疫器官

外周免疫器官是成熟的免疫细胞定居、增殖和发生免疫应答的场所，包括淋巴结、脾脏和黏膜相关的淋巴组织。

1. 淋巴结　淋巴结广泛分布于机体易受病原微生物和其他抗原物质入侵的部位。

其主要功能有：①免疫应答发生的场所：淋巴结是成熟的 T 淋巴细胞和 B 淋巴细胞主要的定居部位。抗原进入淋巴结后，刺激淋巴细胞活化、增殖、分化，产生免疫应答，导致局部淋巴结肿大。抗原排除后，淋巴结可恢复正常。②参与淋巴细胞再循环：淋巴结中的淋巴细胞可通过淋巴液、血液、组织进行循环，再回到淋巴结。这种淋巴细胞再循环具有重要的免疫学意义。

2. **脾脏**　是人体内最大的免疫器官。脾脏的主要功能有：①免疫应答发生的场所：脾脏中含有更多的 B 淋巴细胞和浆细胞，在抗体生成中起重要作用。②清除机体内衰老的血细胞。

3. **黏膜相关的淋巴组织**　机体的呼吸道、消化道和泌尿生殖道黏膜下层聚集着淋巴组织，扁桃体和阑尾主要是淋巴组织构成，这些通称为黏膜相关淋巴组织。它们是免疫系统的重要组成部分。

第二节　免疫细胞

免疫细胞指与免疫应答相关的细胞，主要包括 T 淋巴细胞、B 淋巴细胞、NK 细胞和抗原提呈细胞等。其中 T 淋巴细胞和 B 淋巴细胞接受抗原刺激能活化、增殖和分化，发生免疫应答产生抗体和效应 T 淋巴细胞，又称为免疫活性细胞。

一、T淋巴细胞

T 淋巴细胞又称胸腺依赖性淋巴细胞，简称 T 细胞。来源于骨髓中的淋巴干细胞，在胸腺中发育成熟，在淋巴结、脾脏等外周免疫器官的胸腺依赖区定居。成熟 T 细胞表面有许多标志，与 T 细胞的多种免疫功能有关。T 细胞介导细胞免疫应答，在某些抗原引起的体液免疫应答中也发挥重要的辅助作用。

1. 主要表面标志及其作用

（1）T 细胞抗原受体（TCR）　TCR 是所有 T 细胞表面的特征性标志，由两条肽链组成，其功能是特异性识别抗原。

（2）CD3　由五条肽链组成，与 TCR 紧密结合形成一个复合体（图 17-1）。其功能是向 T 细胞内转导 TCR 识别抗原所产生的活化信号。

（3）CD4 和 CD8　成熟的 T 细胞一般只表达 CD4 或 CD8，表达 CD4 或 CD8 的 T 细胞分别被称为 $CD4^+$ T 细胞或 $CD8^+$ T 细胞。它们的功能是协助 T 细胞接受不同的抗原。

（4）CD2（绵羊红细胞受体）　CD2 能与绵羊红细胞结合。该分子存在于 95% 的成熟 T 细胞膜上。传统的 E 花环试验即通过测定 CD2 来测定机体内 T 细胞的数量。CD2 也参与抗原信息的传递。

2. 分类　根据 T 细胞表面 CD 分子的不同，将其分为不同的亚群：

（1）$CD4^+$ 亚群　由于这群 T 细胞能分泌干扰素、白细胞介素等细胞因子，作用于其他细胞，故被称为辅助 T 细胞（Th）。Th 细胞分为 Th1 和 Th2，Th1 介导Ⅳ型超敏反应，Th2 可辅助淋巴细胞发生免疫应答。

（2）CD8⁺ 亚群 这些细胞能杀伤靶细胞，故被称为杀伤性 T 细胞（Tc），还有部分细胞能分泌细胞因子，抑制免疫应答，称为抑制性 T 细胞（Ts）。

二、B淋巴细胞

B 淋巴细胞又称骨髓依赖性淋巴细胞，简称 B 细胞。在骨髓中发育成熟，在外周免疫器官的骨髓依赖区定居。B 细胞表面也具有特异性的抗原受体（BCR），是 B 细胞膜表面的免疫球蛋白（SmIgG），它能与抗原物质结合，启动体液免疫应答（图 17-2）。因其是二价的，所以捕捉抗原的能力更强。

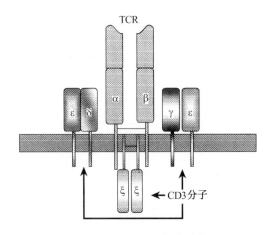

图 17-1 TCR-CD3 复体结构

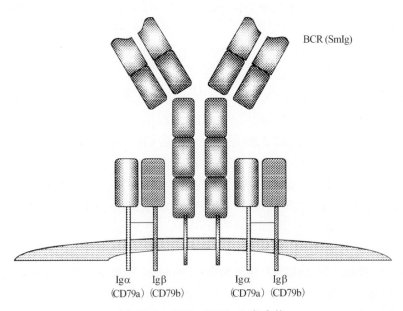

图 17-2 BCR-CD79a/b 复合体

三、NK细胞

NK 细胞即自然杀伤细胞，来源于骨髓，约占外周血中淋巴细胞的 5% ~ 10%。NK 细胞不表达特异性抗原受体，是不同于 T 细胞、B 细胞的第三类淋巴细胞。NK 细胞的功能是：①直接杀伤靶细胞：在机体抗肿瘤、早期抗感染中发挥重要作用。② ADCC 作用：即抗体依赖性细胞介导的细胞毒作用。NK 细胞表面具有 IgG 的 Fc 受体，IgG 的 Fab 段与靶细胞膜上的抗原结合，Fc 段与 NK 细胞结合，使 NK 细胞发挥 ADCC 作用。

四、抗原提呈细胞

抗原提呈细胞（APC）是指能够加工、处理抗原并将抗原信息提呈给 T 淋巴细胞的一类细胞，在免疫应答与免疫调节中起重要作用。主要包括单核－巨噬细胞、树突状细胞、B 淋巴细胞。

天然的抗原物质必须经过 APC 的加工处理，形成一定大小的多肽片段，再与 MHC 分子形成复合物表达于 APC 表面，才能被 T 细胞识别，从而诱导免疫应答。

第三节　免疫分子

免疫分子是指机体内存在的多种参加免疫应答的生物学活性物质，包括抗体、补体、细胞因子等。它们既是免疫应答的效应分子，又是免疫应答中各环节相互调节和作用的物质。在这里重点介绍细胞因子。

一、细胞因子的概念及特点

1. 细胞因子的概念　细胞因子是由多种细胞产生的具有多种生物活性的小分子蛋白物质。淋巴细胞、单核－巨噬细胞、树突状细胞、粒细胞、成纤维细胞和内皮细胞等均可产生细胞因子，其中辅助性 T 细胞产生的细胞因子最多。细胞因子可根据产生的细胞不同命名，如由单核－巨噬细胞产生的细胞因子称为单核因子，由淋巴细胞产生的细胞因子称为淋巴因子；也可根据其功能命名，如具有趋化作用的细胞因子称为趋化因子，可刺激骨髓细胞分化成熟的细胞因子称为集落刺激因子等。

2. 细胞因子的共同特点　细胞因子的共同特点有：①多为小分子多肽。②在较低浓度下即有生物学活性。③通过结合细胞表面高亲和力受体发挥生物学效应。④以自分泌、旁分泌和内分泌形式发挥作用。⑤具有多效性、重叠性、拮抗性和协调性。临床上已开始应用重组的细胞因子调节机体的免疫应答以治疗某些疾病。

二、细胞因子的种类及主要生物学活性

根据结构和功能，细胞因子可分为白细胞介素（IL）、干扰素（IFN）、肿瘤坏死因子家族（TNF）、集落刺激因子（CSF）、趋化因子和生长因子等。它们可以介导天然免疫、介导和调节特异性免疫应答、诱导凋亡发挥免疫应答负调节作用、刺激骨髓造血。

同步训练

1. 免疫系统由_____、_____、_____组成。

2. 中枢免疫器官包括_____，外周免疫器官包括_____、_____、_____。

3. 免疫细胞有_____、_____、_____、_____。

4. 免疫活性细胞有_____、_____。它们在_____刺激下可以活化、增殖和分化，发生免疫应答。

5. T 细胞的表面标志有_____、_____、_____、_____，其中能识别抗原的是_____，能鉴别 T 细胞的是_____。

6. T 细胞的亚群分为_____、_____。

7. T 细胞的功能包括_____、_____。

8. B 细胞表面具有_____受体，其化学成分为_____，B 细胞的功能是_____。

9. ADCC 作用即_____，通过_____抗体实现的。

10. 抗原提呈细胞包括_____、_____、_____。

11. 细胞因子的种类有_____、_____、_____、_____、_____等。

第十八章　免疫应答

抗体可以清除侵入机体的病毒、细菌等"侵略者"，那么这些机体中的战士又是通过什么方法和途径去和"侵略者"战斗的呢？

 知识要点

1. 免疫应答的概念、基本类型和基本过程。
2. 抗体产生的一般规律。
3. 体液免疫的生物学效应。

第一节　概　　述

一、概念

免疫应答是指免疫系统接受抗原物质刺激后，免疫细胞对抗原的识别、活化、增殖、分化及产生特异性免疫效应的全过程。免疫应答的重要生物学意义是及时清除体内抗原性异物，保持内环境的相对稳定。但在某些情况下，免疫应答也可对机体造成损害，引起超敏反应或其他免疫性损伤。

二、基本类型

根据机体对抗原刺激的反应状态，免疫应答可分为正免疫应答和负免疫应答两种类型。在正常情况下，机体对非己抗原产生排异反应，如抗感染，即正常免疫应答。而对自身抗原表现为不产生效应分子和效应细胞，即负免疫效应或自身免疫耐受。

根据介导免疫效应的免疫细胞不同又可分为 T 淋巴细胞介导的细胞免疫应答和 B 淋巴细胞介导的体液免疫应答两种类型。

三、基本过程

免疫应答是由多种免疫成分相互作用共同完成的复杂过程，可人为地分为三个阶段：

（一）感应阶段

感应阶段是指抗原提呈细胞（APC）摄取、处理加工和提呈抗原以及 T、B 细胞识别结合抗原的阶段，又称抗原提呈与识别阶段。

（二）反应阶段

反应阶段是指 T、B 细胞接受抗原刺激后，B 细胞活化、增殖、分化为浆细胞，T 细胞活化、增殖、分化为效应 T 细胞的阶段，又称活化、增殖、分化阶段。在此阶段有部分淋巴细胞中途停止分化，增殖形成记忆细胞。

（三）效应阶段

效应阶段是 T、B 细胞发挥免疫效应的阶段，包括浆细胞分泌抗体，发挥特异性体液免疫作用，以及效应 T 细胞直接作用及通过其释放细胞因子发挥特异性细胞杀伤作用，产生免疫效应的过程。

知识拓展

记忆细胞

在免疫应答的活化、增殖、分化阶段，有部分淋巴细胞中途停止分化，增殖形成记忆细胞。记忆细胞对抗原具有特异性识别能力，当同一抗原再次刺激机体时，可直接增殖分化形成浆细胞，产生抗体或分化为效应 T 细胞，发挥免疫学效应。记忆细胞可在人体中存在数月，甚至是几十年，使人体避免受到相应病原体的二次入侵。

第二节　体液免疫应答

B 细胞主要依赖抗体发挥免疫作用，因抗体存在于血清等体液中，故 B 细胞介导的免疫应答称体液免疫。

一、体液免疫应答的过程

与抗原结合的 B 淋巴细胞在 Th2 淋巴细胞的辅助下活化、增殖、分化为浆细胞和记忆细胞，浆细胞合成并分泌抗体发挥免疫效应。

二、抗体产生的一般规律及意义

（一）初次应答

某种抗原初次刺激机体产生抗体的过程。其特点是：

1. 潜伏期长（10 天左右）。
2. 产生的抗体效价低。
3. 在体内持续时间短。
4. 抗体亲和力低。
5. 抗体类型以 IgM 为主。

（二）再次应答

相同抗原再次刺激机体产生抗体的过程。其特点是：
1. 潜伏期短（1 ~ 3 天）。
2. 产生的抗体效价高。
3. 在体内持续时间长。
4. 抗体亲和力高。
5. 抗体类型以 IgG 为主。

（三）抗体产生的一般规律的意义（图 18-1）

1. 指导预防接种，制订最佳计划免疫方案。
2. 临床上检测特异性 IgM 可作为病原微生物早期感染的诊断指标。
3. 临床上检测特异性抗体的含量变化作为某种病原微生物感染的辅助诊断。

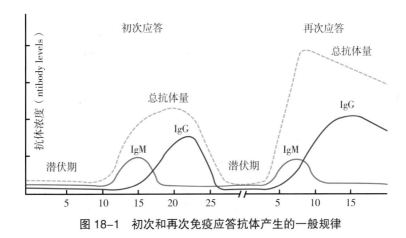

图 18-1 初次和再次免疫应答抗体产生的一般规律

三、体液免疫应答的生物学效应

体液免疫应答的效应分子是特异性抗体，抗体与相应的抗原特异性结合后可产生多种生物学效应，其对机体的影响因抗原和抗体的种类而不同。体液免疫应答的生物学效应可以归纳为：
1. 中和作用　降低或消除外毒素的毒性和病毒的传染性。
2. 调理作用　加强吞噬细胞对抗原的吞噬作用。
3. 激活补体　发挥补体溶菌、溶解靶细胞效应。

4. ADCC 作用　促使 NK 细胞等对靶细胞产生杀伤作用。

5. 免疫损伤　参与超敏反应，引起免疫病理损伤。

第三节　细胞免疫应答

T 淋巴细胞介导的免疫应答称细胞免疫应答，是指 T 淋巴细胞接受抗原刺激后活化、分化、增殖为效应 T 细胞发挥免疫学效应的过程。其发挥效应有两种基本形式：一种是通过 Th1 释放多种细胞因子间接发挥免疫学效应；另一种是效应性 CTL 直接杀伤与之接触的带有特异性抗原的靶细胞。细胞免疫主要针对细胞内的抗原发挥作用，如胞内菌的抗感染、抗肿瘤、引起器官移植排斥反应等。

同步训练

1. 免疫应答的基本过程可分为_____、_____、_____三个阶段。

2. 体液免疫是_____在抗原刺激下，增殖分化为_____细胞，产生抗体，发挥免疫效应。

3. 初次应答抗体产生的规律是：潜伏期_____、抗体含量_____、持续时间_____、抗体效价_____、以_____抗体为主。

第十九章 抗感染免疫

当病原生物入侵时，要通过机体的层层防线，正常情况下，机体可通过抗感染免疫发挥防御机制，抵抗病原生物入侵，并对某些病原体产生免疫力。只有机体抗感染免疫低下时，病原体才会对人体造成感染。抗感染免疫的研究在传染病的诊断、治疗和预防方面发挥着极其重要的作用，是免疫学形成和发展的基础。

抗感染免疫是机体抵抗病原微生物及其有害产物，以维持生理稳定的功能。抗感染能力的强弱，除与遗传因素、年龄、机体的营养状态等有关外，还决定于机体的免疫功能。抗感染免疫按作用对象不同分抗细菌免疫、抗病毒免疫、抗真菌免疫、抗寄生虫免疫等。按获得的方式不同分先天性免疫和获得性免疫。

 知识要点

1. 先天性免疫和获得性免疫的概念、特点。
2. 先天性免疫的组成。
3. 获得性免疫抗感染作用。

第一节 先天性免疫

先天性免疫，亦称非特异性免疫或固有免疫，是生物体在长期种系发育和进化过程中逐渐形成的一系列防御机制。在出生时就具备，可对外来病原体迅速应答，产生非特异抗感染作用，同时在特异性免疫应答过程中也起作用。其特点为：生来就有、可以遗传、人人皆有、无特异性。

一、屏障结构

1. **皮肤黏膜屏障**　健康完整的皮肤和黏膜是阻止病原菌侵入的强有力屏障。汗腺分泌的乳酸，皮脂腺分泌的脂肪酸有一定的抗菌作用。呼吸道和消化道黏膜有丰富的黏膜相关淋巴样组织和腺体，能分泌溶菌酶以及在胃酸、唾液、泪液等体液内均有 sIgA 等抗菌物质。

2. 血脑屏障　一般由软脑膜、脉络丛的毛细血管壁及其壁外的星状胶质细胞所构成的胶质膜组成。能阻止病原微生物及其他有害物质从血液进入脑组织或脑脊液，对中枢神经系统有保护作用。

3. 胎盘屏障　由母体子宫内膜的基蜕膜和胎儿绒毛膜、部分羊膜组成。正常情况下，母体感染时的病原微生物及其有害产物不易通过胎盘屏障进入胎儿体内。

二、吞噬细胞

病原微生物穿过体表屏障向机体内部入侵、扩散时，机体的吞噬细胞及体液中的抗微生物因子会发挥抗感染作用。人体内吞噬细胞分为两类：一类是小吞噬细胞，主要是中性粒细胞、嗜酸性粒细胞；另一类是大吞噬细胞，即单核吞噬细胞系统，包括末梢血液中的单核细胞和淋巴结、脾、肝、肺以及浆膜腔内的巨噬细胞、神经系统内的小胶质细胞等。

1. 吞噬过程（图 19-1）　当病原体通过皮肤或黏膜侵入组织后，中性粒细胞先从毛细血管游出并集聚到病原菌侵入部位。其杀菌过程的主要步骤为：①趋化与黏附：吞噬细胞在发挥其功能时，首先黏附于血管内皮细胞，并穿过细胞间隙到达血管外，由趋化因子的作用使其做定向运动，到达病原体所在部位。②调理与吞入：体液中的某些蛋白质覆盖于细菌表面有利于细胞的吞噬，称为调理作用。具有调理作用的物质包括抗体 IgG 和补体 C3。经调理的病原菌易被吞噬细胞吞噬形成吞噬体，随后吞噬体与溶酶体融合形成吞噬溶酶体，溶酶体内的多种酶类起杀灭和消化细菌的作用。③杀菌和消化：吞噬细胞的杀菌因素分为氧化性杀菌和非氧化性杀菌两类。

2. 吞噬作用的后果　病原微生物被吞噬后经杀死、消化而排出者为完全吞噬。由于机体的免疫力和病原微生物种类及毒力不同，有些病原微生物虽被吞噬却不被杀死，甚至在细胞内生长繁殖并随吞噬细胞游走，扩散到全身称为不完全吞噬。

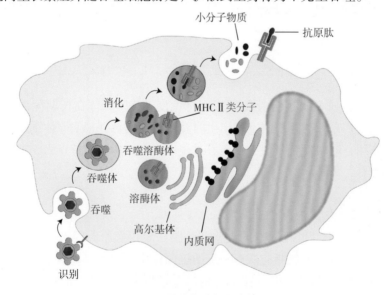

图 19-1　吞噬杀伤过程示意图

三、组织和体液中的抗微生物物质

（一）补体

补体是存在于人和脊椎动物血清和组织液中一组具有酶活性的球蛋白。正常情况下是以无活性状态存在的。它的性质很不稳定，易受理化因素的影响，如将新鲜血清剧烈震荡或加热 56℃ 30 分钟均可使其灭活。

1. **补体的组成** 补体的组成包括固有成分、调控成分和补体受体。因此，又将补体称为补体系统：①补体的固有成分有 C1、C2、C3、C4、C5、C6、C7、C8、C9（其中 C1 由 C1q、C1r、C1s 三个亚单位组成），以及 B 因子、D 因子等。②补体的调控成分包括备解素、I 因子、C4 结合蛋白、H 因子等。③补体受体包括 CR1-CR5、C3aR 等。

2. **补体的激活** 是指在某些激活物质的作用下，各补体成分按一定顺序，以连锁的酶促反应依次活化，并表现出各种生物学活性的过程。激活的方式如图 19-2 所示。

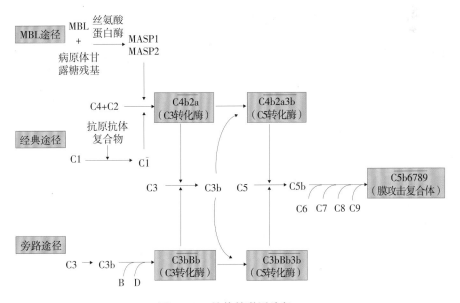

图 19-2 补体的激活途径

3. **补体系统的生物学作用**
（1）溶解细菌细胞的作用。
（2）调理作用。
（3）过敏毒素及趋化作用。

（二）溶菌酶

溶菌酶是一种能水解致病菌中黏多糖的碱性酶。它主要存在于哺乳动物的泪液、唾液、血浆、尿、乳汁等体液中。

（三）乙型溶菌素

乙型溶菌素是血清中一种对热较稳定的抗菌物质，主要针对多数革兰阳性菌的细胞膜发挥作用。

第二节 获得性免疫

获得性免疫又称为后天免疫，是个体出生后在与病原微生物及其代谢产物接触后产生的免疫。它的特点是：具有针对性；不能通过遗传获得；具有明显的个体差异。获得性免疫通过体液免疫和细胞免疫实现抗感染作用。

一、体液免疫

胞外菌感染的致病机制，主要是引起感染部位的组织破坏（炎症）和产生毒素。因此，抗胞外菌感染的免疫应答在于排除细菌及中和其毒素。表现在以下几方面：

（一）抑制细菌的吸附

病原菌对黏膜上皮细胞的吸附是感染的先决条件。这种吸附作用可被正常菌群阻挡，也可由某些局部因素如糖蛋白或酸碱度等抑制，尤其是分布在黏膜表面的 sIgA 对阻止病原菌的吸附具有更明显的作用。

（二）调理吞噬作用

中性粒细胞是杀灭和清除胞外菌的主要力量，抗体和补体具有免疫调理作用，能显著增强吞噬细胞的吞噬效应，对化脓性细菌的清除尤为重要。

（三）溶菌作用

细菌与特异性抗体（IgG 或 IgM）结合后，能激活补体的经典途径，最终导致细菌的裂解死亡。

（四）中和毒素作用

由细菌外毒素或类毒素刺激机体产生的抗毒素，主要为 IgG 类，可与相应毒素结合，中和其毒性，能阻止外毒素与易感细胞上的特异性受体结合，使外毒素不表现毒性作用。抗毒素与外毒素结合形成的免疫复合物随血循环最终被吞噬细胞吞噬。

二、细胞免疫

病原菌侵入机体后主要停留在宿主细胞内者，称为胞内菌感染，如结核杆菌、布氏杆菌、沙门菌、军团菌等，这些细菌可抵抗吞噬细胞的杀菌作用，宿主对胞内菌主要靠细胞免疫发挥防御功能。参与细胞免疫的 T 细胞主要是 TD（CD4$^+$）细胞和 TC（CD8$^+$）

细胞。此外，分布在黏膜、皮下组织和小肠绒毛上皮间数量众多的淋巴细胞称为上皮细胞间淋巴细胞，在特定条件下感染机体发生的获得性免疫应答亦可造成免疫性病理损伤。

同步训练

1. 抗感染免疫包括_____和_____。

2. 先天性免疫是由_____、_____和_____构成的。

3. 皮肤黏膜屏障的抗感染作用体现在_____、_____和_____三方面。

4. 体液中的免疫分子包括_____、_____、_____和_____等。

5. 获得性免疫的抗感染作用是由_____和_____发挥的。

第二十章　超敏反应

免疫功能通过防御病原微生物的感染、清除体内衰老、损伤和突变细胞，维持自身的生理平衡与稳定。适度的免疫可保护机体，异常时可造成机体损伤即引起超敏反应。

 知识要点

1. 超敏反应发生机制。
2. 常见疾病及防治原则。

第一节　概　　述

一、概念

超敏反应又称变态反应，指机体对某些抗原初次应答后，再次接受相同抗原刺激时，发生的生理功能紊乱或组织损伤的病理性免疫应答。引起超敏反应的抗原称为变应原。

二、类型

根据发生机制和临床特征将超敏反应分为Ⅰ、Ⅱ、Ⅲ、Ⅳ型。Ⅰ、Ⅱ、Ⅲ型超敏反应由抗体介导，属体液免疫；Ⅳ型超敏反应由效应T细胞介导，属细胞免疫。

第二节　常见超敏反应类型及防治原则

一、Ⅰ型超敏反应

Ⅰ型超敏反应因发生迅速，又称速发型超敏反应或过敏反应，是临床最常见的一种超敏反应。其特点是：①反应发生迅速，消退快。②参与的抗体为IgE。③病变主要导致机体生理功能紊乱，极少引起组织损伤。④具有明显的个体差异和遗传倾向。

（一）发生机制（图 20-1）

1. 参与反应的主要成分

（1）变应原 引起Ⅰ型超敏反应的变应原种类很多，如花粉、食物、药物、粉尘、羽毛、真菌、人和动物皮屑、螨、寄生虫等。上述变应原可通过吸入、食入、接触、注射等方式使人致敏。

（2）抗体 主要是IgE。

（3）细胞 主要为肥大细胞和嗜碱性粒细胞，可与IgE结合称为致敏靶细胞。

（4）生物活性介质 在Ⅰ型超敏反应中靶细胞释放的生物活性介质主要有两类：一类是预存的储备介质，如组胺、激肽原酶、嗜酸性粒细胞趋化因子等；另一类为新合成的介质，如白三烯、前列腺素 D2 等。

2. 发生过程 Ⅰ型超敏反应的发生过程可分为 3 个阶段：

（1）致敏阶段 变应原进入机体后使 B 细胞活化、增殖、分化为浆细胞，产生 IgE 类抗体，IgE 迅速与附近的肥大细胞或嗜碱性粒细胞表面的 IgE 的 Fc 受体结合，使机体处于致敏状态，该状态可持续半年至数年。此过程称为致敏阶段。

（2）发敏阶段 处于致敏状态的机体，当有相同的变应原再次侵入机体时，变应原与吸附在肥大细胞或嗜碱性粒细胞表面的 IgE 结合，使肥大细胞或嗜碱性粒细胞脱颗粒，释放组织胺、白三烯、前列腺素、激肽原酶等活性介质。

（3）效应阶段 生物活性介质作用于效应器官和组织，引起平滑肌收缩，毛细血管扩张，通透性增加，腺体分泌增加，从而引起一系列的过敏反应症状。

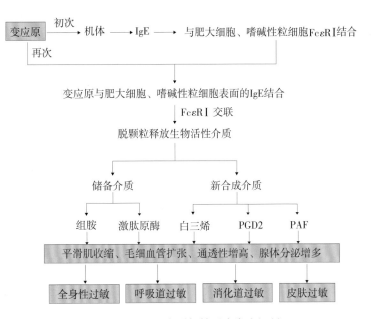

图 20-1 Ⅰ型超敏反应发生机制

（二）临床常见疾病

1. **过敏性休克** 过敏性休克是最严重的全身性Ⅰ型超敏反应性疾病，再次接触相应变应原数分钟之内可发生。由于毛细血管扩张，通透性增高，有效循环血量骤减，可导致胸闷、气急、呼吸困难、血压下降、面色苍白、出冷汗、脉细肢冷等症状，如不及时抢救可导致死亡。引起过敏性休克的变应原多为一些药物和血清。

（1）**药物过敏性休克** 引起过敏性休克的药物主要有青霉素、链霉素、头孢菌素、普鲁卡因、有机碘等，以青霉素引起的最多见。青霉素及其降解产物青霉噻唑醛酸、青霉烯酸等均为半抗原，与组织中的蛋白质结合成为完全抗原，刺激机体产生IgE抗体，使机体处于致敏状态，再次使用青霉素时即可发生过敏性休克。极少数人在初次使用青霉素时发生过敏性休克，可能是使用过青霉素污染的注射器等物品或吸入青霉菌脱落的孢子、青霉素的降解产物而使机体处于致敏状态所致。青霉素制剂在弱碱性环境中易降解为青霉烯酸、青霉噻唑醛酸，故临床使用青霉素及试敏液应现用现配。

（2）**血清过敏性休克** 临床上在紧急预防和治疗细菌外毒素引起的疾病如破伤风时，给机体注射的破伤风抗毒素，因其来源于马血清，有些人在再次使用时会发生过敏性休克。

2. **呼吸道过敏反应** 病人由于吸入花粉、尘螨、毛屑、真菌孢子等出现支气管哮喘和过敏性鼻炎。

3. **消化道过敏反应** 少数人食用鱼、虾、蟹、蛋、奶等食物后出现恶心、呕吐、腹痛、腹泻等症状。

4. **皮肤过敏反应** 主要表现为荨麻疹、特应性皮炎、血管神经性水肿，可由药物、食物、花粉、肠道寄生虫或冷热刺激等引起。

知识拓展

面包师格林的痛苦遭遇

19世纪的欧洲，有一位叫格林的面包师，因烤制的面包色泽诱人、醇香可口，深受居民的喜爱，人们经常排起长队等候买他的面包。但是不久格林就不再烤面包了，因为他患了哮喘病，只要接触面粉就会发病，而避免与面粉接触哮喘就会好转。后来人们发现，许多面包师都容易患哮喘病，就把这种哮喘称为"面包师"哮喘。原来面包师格林患哮喘是因为他对面粉过敏。

二、Ⅱ型超敏反应

Ⅱ型超敏反应，又称细胞溶解型或细胞毒型超敏反应。是抗体和靶细胞表面的抗原结合，在补体、巨噬细胞、NK细胞等参与下导致靶细胞的溶解和破坏。其特点是：①参与抗体为IgG、IgM。②通过补体系统、吞噬细胞、NK细胞等途径破坏靶细胞。

（一）发生机制（图20-2）

1. 靶细胞表面抗原 靶细胞通常是：①同种异型抗原，如 ABO 血型抗原、Rh 血型抗原、HLA 等。②修饰的自身抗原，因感染、理化因素而改变的自身组织细胞。③吸附了外来抗原、半抗原的组织细胞。④与某些微生物有相同抗原成分的正常组织细胞。

2. 抗体及其所致细胞毒作用 参与Ⅱ型超敏反应的抗体主要为 IgG 和 IgM。靶细胞表面的抗原或吸附的抗原、半抗原与相应的 IgG 或 IgM 结合，通过三条途径杀伤靶细胞。

（1）活化补体 IgG 和 IgM 抗体与靶细胞表面的抗原结合形成免疫复合物，由经典途径激活补体系统，形成的膜攻击复合物溶解靶细胞。

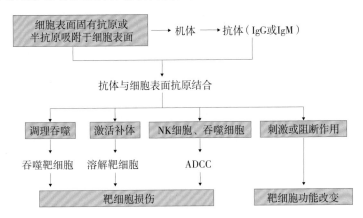

图20-2 Ⅱ型超敏反应发生机制

（2）激活吞噬细胞 IgG 及补体片段 C3b、C4b 通过调理作用激活吞噬细胞，发挥调理吞噬作用，促进对靶细胞的吞噬。

（3）激活杀伤细胞 IgG 通过 ADCC 作用使杀伤细胞活化而杀伤靶细胞。

（二）临床常见疾病

1. 输血反应 常发生于 ABO 血型不符的输血。若误输异型血液后，输入的异型红细胞与受血者体内的天然血型抗体（IgM 类抗体）结合，活化补体导致溶血反应发生。因此，在临床护理工作中，应加强输血各环节管理，杜绝输血反应的发生。

2. 新生儿溶血症 可因母子间 Rh 血型不符所致。母亲为 Rh 阴性，因分娩、流产、输血等原因进入母体的 Rh^+ 红细胞刺激机体产生抗 Rh 抗体（IgG 类），当再次妊娠 Rh^+ 的胎儿时，母体内的 IgG 类抗 Rh 抗体可通过胎盘到达胎儿体内，与其红细胞上的 Rh^+ 抗原结合，导致红细胞溶解，引起新生儿溶血或流产。

3. 药物过敏性血细胞减少症 某些药物如青霉素、磺胺等为半抗原，吸附于血细胞表面而成为完全抗原，刺激机体产生抗体，抗体与血细胞表面的抗原结合导致血细胞破坏。

4. 自身免疫性溶血性贫血 某些病毒感染或药物（如甲基多巴）的作用，使红细胞表面成分改变成为自身抗原，刺激机体产生自身抗体，该抗体与具有自身抗原的红细胞结合后，可引起红细胞溶解。

三、Ⅲ型超敏反应

Ⅲ型超敏反应，又称免疫复合物型或血管炎型超敏反应。由可溶性抗原与相应抗体形成的免疫复合物沉积在局部或全身毛细血管，激活补体后引起的以中性粒细胞浸润为主的炎症反应和组织损伤。其特点是：①参与的抗体是 IgG、IgM、IgA。②致病的关键是中等大小免疫复合物的沉积。③激活补体使中性粒细胞浸润释放溶酶体酶，造成沉积部位血管和周围组织的损伤。

（一）发生机制（图 20-3）

1. 中等大小可溶性免疫复合物的形成和沉积　可溶性抗原与相应的抗体特异性结合时，两者的比例不同，所形成的免疫复合物分子大小也不同。当抗原量大大超过抗体量或抗体量大大超过抗原量时，形成小分子可溶性复合物，可通过肾小球滤过随尿液排出体外；抗原、抗体比例适宜时形成大分子不溶性复合物，易被吞噬细胞清除；只有抗原量略多于抗体量时，形成中等大小可溶性免疫复合物，既不易被吞噬细胞清除吞噬，也不能经肾小球滤过排出，可较长时间在血液中循环，沉积于血压较高且血流缓慢的毛细血管（肾小球、关节滑膜、心肌等），引起Ⅲ型超敏反应。

2. 免疫复合物的致病作用　免疫复合物激活补体，产生裂解片段 C3a、C5a 等，通过以下方式引起免疫损伤：

（1）趋化作用　C5a 具有趋化作用，吸引中性粒细胞至免疫复合物沉积的部位聚集，中性粒细胞清除吞噬免疫复合物的同时，溶酶体酶可引起局部组织发生损伤。

（2）过敏毒素作用　C3a、C5a 具有过敏毒素作用，导致肥大细胞、嗜碱性粒细胞脱颗粒，释放生物活性介质，使毛细血管扩张，通透性增加，发生水肿等局部炎症反应。

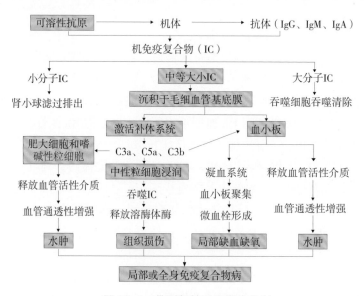

图 20-3　Ⅲ型超敏反应发生机制

（3）血小板凝聚形成血栓　沉积的免疫复合物、C5a 等可使血小板聚集、活化，激活凝血系统，形成微血栓，造成局部组织缺血、缺氧，引起组织变性、坏死、出血等局部炎症反应。

（二）临床常见疾病

1.局部免疫复合物病　抗原进入机体局部与相应抗体结合形成免疫复合物，引起注入部位发生病变。如胰岛素依赖型糖尿病病人，局部反复注射胰岛素后可刺激机体产生相应的 IgG 类抗体，若再次注射胰岛素，则注射部位因免疫复合物沉积，可发生红肿、出血、坏死等反应。

2.全身性免疫复合物病

（1）血清病　机体初次大剂量注射异种动物免疫血清后，1 ~ 2 周可出现发热、皮疹、关节肿痛、淋巴结肿大、蛋白尿等症状。发生原因为病人体内产生的抗毒素抗体与尚未排除的抗毒素形成免疫复合物，沉积在毛细血管中引起组织损伤所致。

（2）肾小球肾炎　部分病人感染 A 群溶血性链球菌 2 ~ 3 周后，体内产生的抗体与链球菌抗原结合形成的免疫复合物沉积在肾小球基底膜，损伤局部组织，引起肾小球肾炎。病人可出现蛋白尿、血尿及浮肿等临床表现。

（3）类风湿性关节炎　发病原因不明，可能因某些因素使自身 IgG 发生变性，刺激机体产生抗自身 IgG 的抗体，即类风湿因子（RF）。自身变性的 IgG 与类风湿因子形成的免疫复合物反复沉积在关节滑膜引起关节损伤。

四、IV 型超敏反应

IV 型超敏反应，又称迟发型超敏反应，是效应 T 细胞介导的免疫应答，无抗体和补体参与，组织损伤以单个核细胞浸润为主的炎症反应。此型超敏在再次接触相同抗原的 24 ~ 72 小时后发生，故其特点为：①发生缓慢，消退亦较慢。②由效应 T 细胞介导。③以单核细胞、淋巴细胞浸润为主的炎症反应。④多无个体差异。

（一）发生机制（图 20-4）

IV 型超敏反应的发生机制与细胞免疫应答机制基本一致。前者主要引起组织损伤，

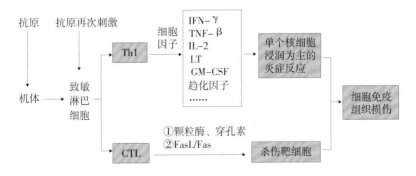

图 20-4　IV 型超敏反应发生机制

而后者以清除病原体或异物为主，两者常同时发生。

1.T 细胞致敏　变应原主要是胞内寄生菌、病毒、真菌等病原体及某些化学物质（油漆、化妆品等），当变应原进入机体后使 T 细胞活化、增殖、分化为效应 T 细胞：$CD4^+Th1$ 细胞和 $CD8^+Tc$。此阶段大约 2 ~ 3 周，机体处于致敏状态。

2.致敏 T 细胞的效应阶段　机体再次接触相同变应原时，$CD4^+Th1$ 细胞识别相应的抗原肽后，释放多种细胞因子（趋化因子、IL-2、IFN-γ 等），在抗原存在部位形成以单个核细胞、淋巴细胞浸润和组织损伤为主要特征的炎症反应；$CD8^+Tc$ 通过释放穿孔素、颗粒酶使靶细胞溶解或凋亡。

（二）临床常见疾病

1.传染性迟发型超敏反应　胞内寄生菌（如结核分枝杆菌）、病毒、某些真菌、原虫的感染可引起 T 细胞介导的Ⅳ型超敏反应，因在传染过程中发生，称之为传染性迟发型超敏反应，如肺结核病人出现的干酪样坏死、结核空洞等都属于迟发型超敏反应。

2.接触性皮炎　通常是某些个体在皮肤接触某些小分子半抗原物质，如化妆品、油漆、染料等引起。这些物质与角质蛋白结合成为完全抗原，使机体致敏；当再次接触相应的变应原时，局部皮肤可发生红肿、皮疹、水疱，严重者甚至出现剥脱性皮炎。

3.移植排斥反应　同种异体之间的器官组织移植，若供体与受体之间的组织相容性抗原不一致，可引起移植排斥反应，使移植的组织器官被排斥、坏死、脱落。

Ⅰ ~ Ⅳ型超敏反应的比较见表 20-1：

表 20-1　Ⅰ ~ Ⅳ型超敏反应的比较

型别	免疫类型	参与成分	反应速度	结果
Ⅰ型	体液免疫	IgE、肥大细胞、嗜碱性粒细胞	数秒至30分钟，消退也快	只有功能紊乱，无组织损伤
Ⅱ型	体液免疫	IgG、IgM、补体、巨噬细胞、NK 细胞	数小时	细胞溶解、破裂
Ⅲ型	体液免疫	IgG、IgM、补体、中性粒细胞	数小时至数天	血管炎
Ⅳ型	细胞免疫	$CD8^+Tc$、$CD4^+Th1$	1 ~ 3天	单核细胞、淋巴细胞浸润为主的炎症

五、超敏反应防治原则

（一）查明变应原，避免接触

详细询问过敏史、家族史，尽量避免接触变应原。临床上使用易引起过敏反应的药物、生物制品之前应做皮肤试验，皮试阳性者，禁忌使用，若必须使用，可通过特异性脱敏治疗。

（二）脱敏治疗

1.异种免疫血清脱敏治疗　应用异种动物免疫血清如破伤风抗毒素时，若皮试阳性而又必须使用者，可采用小剂量、短间隔、多次注射的方法以避免发生过敏反应，称为脱敏治疗。但经过一段时间机体可重新恢复致敏状态，若需注射抗毒素血清，仍需做皮试。

2.特异性变应原减敏治疗 对已查明而又难以避免接触的变应原如花粉、尘螨等，可采用小剂量、长间隔（1周）、多次皮下注射相应变应原的方法减敏治疗。

（三）药物治疗

应用药物阻断Ⅰ型超敏反应发生的任何环节，均可阻止超敏反应的发生。

1.抑制生物活性介质释放 色甘酸二钠、肾上腺素、异丙肾上腺素、前列腺素E、氨茶碱等通过不同的方式稳定肥大细胞的细胞膜，抑制生物活性介质的释放。

2.拮抗生物活性介质 苯海拉明、扑尔敏、异丙嗪与组织胺竞争效应器官上相应的受体，有拮抗组织胺的作用。

3.改善效应器官反应性 肾上腺素、麻黄素不仅可缓解支气管的痉挛，还可使外周毛细血管收缩，升高血压，在抢救过敏性休克时具有重要作用。葡萄糖酸钙、氯化钙、维生素C等可解除痉挛、降低毛细血管的通透性、减轻病人皮肤黏膜的炎症反应。

同步训练

1.根据发生机制和临床表现，超敏反应可分为_____型，Ⅰ型又称为_____型；Ⅱ型又称为_____型；Ⅲ型又称为_____型；Ⅳ型又称为_____型。

2.参与Ⅰ型超敏反应的抗体为_____，参与的细胞为_____、_____。

3.Ⅰ型超敏反应发生速度_____，具有明显的_____差异。

4.参与Ⅱ型超敏反应的抗体为_____、_____。

5.补体参与的超敏反应见于_____型和_____型。

6.青霉素过敏性休克属哪一型超敏反应？简述其发生机制及防治的原则。

第二十一章 免疫学应用

免疫学在临床的应用包括免疫学诊断和免疫学防治。掌握免疫学应用知识可以帮助我们预防和战胜疾病，拥有健康。

 知识要点

1. 抗原抗体反应的特点与类型。
2. 免疫学防治的原理与应用。

第一节 免疫学诊断

免疫学诊断指应用免疫学检测技术辅助诊断疾病，可从分子、细胞等水平进行测定。

一、抗原抗体的检测

（一）抗原或抗体检测的原理

在一定条件下（温度、pH、离子浓度等），抗原与相应抗体发生特异性结合出现肉眼可见的反应，称抗原抗体反应，又称血清学反应或血清学试验。借此对样品中的抗原或抗体进行定性、定量的检测：定性检测指可用已知抗原检测未知抗体，也可用已知抗体检测未知抗原，如诊断乙型肝炎时可用已知乙肝病毒抗体与病人的血清反应来判断病人体内是否存在乙肝病毒；定量检测指依据抗原与抗体特异性反应程度的不同对某些物质进行定量检测，如临床应用肥达反应检测伤寒病人体内抗体的含量。

（二）抗原抗体反应的特点

1. **特异性** 抗原抗体的结合具有高度特异性。
2. **可逆性** 抗原抗体结合为分子表面的非共价结合，结合相对稳定且可逆。
3. **比例性** 当抗原抗体两者比例最适当时，才能形成肉眼可见复合物。
4. **阶段性** 抗原抗体反应分为两个阶段：①抗原抗体的特异性结合。②抗原抗体结合的可见反应阶段（受多因素影响）。

（三）抗原抗体反应的类型

1.凝集反应 指颗粒性抗原（如细菌、红细胞等）与相应抗体结合，在一定条件下形成肉眼可见的凝集现象。

（1）**直接凝集反应** 是颗粒性抗原直接与相应抗体结合出现肉眼可见的凝集现象（图21-1）。主要有玻片法和试管法，既可用于定性检测，也可用于定量检测。

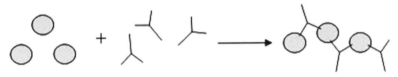

图 21-1 直接凝集反应示意图

（2）**间接凝集反应** 某些可溶性抗原与相应抗体结合后不能出现肉眼可见的现象，若将可溶性抗原吸附于某些与免疫无关的颗粒表面，使之由可溶性抗原转变为颗粒抗原，与相应抗体结合可出现特异性凝集现象（图21-2）。

2.沉淀反应 可溶性抗原与相应抗体结合，在一定条件下出现肉眼可见的沉淀物，

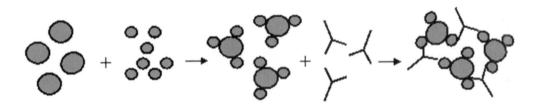

图 21-2 间接凝集反应示意图

称为沉淀反应。沉淀反应多以琼脂凝胶作为反应介质，当可溶性抗原与抗体在凝胶中扩散且相遇时，在比例合适处可形成肉眼可见的白色沉淀，如单向琼脂扩散试验。

单向琼脂扩散试验是将定量抗体均匀混合在溶化的琼脂中制成琼脂板，在琼脂板中打孔后将待测可溶性抗原加入孔中，使其在凝胶中扩散于孔周围的一定位置与抗体结合形成白色沉淀环。沉淀环的大小与抗原浓度成正相关（图21-3）。常用于检测各类免疫球蛋白和补体的含量。

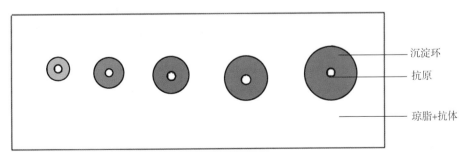

图 21-3 单向琼脂扩散实验示意图

3.免疫标记技术 是用荧光素、酶、胶体金、放射性核素、发光剂等标记物对抗原或抗体进行标记，与相应未标记的抗体或抗原结合反应，通过对标记物的测定可确定待检物质的含量。特点是将免疫反应的特异性与可微量检测的标记物敏感性相结合，通过标记物的放大作用，大大提高了检测的灵敏度。目前应用最广泛的是酶免疫技术中的酶联免疫吸附试验（ELISA）。

二、免疫细胞及其功能的检测

机体的免疫反应有多种细胞及细胞因子参与，因此通过检测各群淋巴细胞的数量与功能可观察机体的免疫状态。免疫细胞功能测定包括T细胞、B细胞、吞噬细胞等功能测定，其中T细胞功能测定尤为重要。

1.T细胞数量检测 E花环试验：人T淋巴细胞表面具有绵羊红细胞受体（E受体）。在体外一定条件下，能与绵羊红细胞结合，形成花环状，称为E花环试验。显微镜下计数总花环形成率，可检测外周血T淋巴细胞的百分率。正常值为60%～80%，若E花环形成率下降，提示细胞免疫功能低下。

2.T细胞功能检测 淋巴细胞转化试验：T淋巴细胞在体外能被有丝分裂原激活而转化为淋巴母细胞，细胞体积增大，核大，胞浆丰富，能进行有丝分裂。涂片染色后显微镜下可计算T淋巴细胞的转化率，正常值为70%左右，若淋巴细胞转化率降低，提示细胞免疫功能减低。

第二节 免疫学防治

一、人工免疫的概念、分类及特点

人工免疫指用人工的方法给机体输入抗原或抗体等，使机体获得特异性免疫的方法，达到预防疾病和治疗疾病的目的。根据输入机体物质的不同分为人工自动免疫和人工被动免疫。生物制品是来源于生物体用于人工免疫的制品，常用的有疫苗、类毒素、抗毒素、非特异性免疫球蛋白等。

（一）人工自动免疫

给机体输入疫苗、类毒素等抗原物质，刺激机体产生抗体或效应T淋巴细胞，从而使机体产生特异性免疫力的方法称人工自动免疫。

1.人工自动免疫常用的生物制品

（1）类毒素 细菌的外毒素经0.3%～0.4%甲醛处理后，使其失去毒性，保留其免疫原性，制成类毒素。常用的有破伤风类毒素、白喉类毒素，两者常和百日咳死疫苗混合制成"百白破"三联疫苗，用于预防百日咳、白喉、破伤风等。

（2）疫苗 通常将用病原微生物制成的人工免疫制品称为疫苗。疫苗分为死疫苗（灭活疫苗）和减毒活疫苗两种：①死疫苗是选用免疫原性强的病原体，经人工培养后，用理化方法灭活制成。死疫苗进入机体后不能生长繁殖，免疫作用较弱，要获得强而持久的免疫效果，需要较大剂量、多次反复接种。死疫苗稳定、容易保存。常用的有百日咳、伤寒、乙脑、流脑、狂犬病、乙肝疫苗等。②活疫苗是用减毒或基本无毒的活的病原微生物制成。活疫苗进入机体后可生长繁殖，需要接种剂量较小，通常只需接种 1 次，免疫效果好；但活疫苗稳定性差，不易保存（宜放置 4℃冰箱内）。常用的有卡介苗、麻疹、脊髓灰质炎、腮腺炎、风疹疫苗等。

伴随着现代免疫学的飞速发展，新型疫苗（如亚单位疫苗、合成肽疫苗、基因工程疫苗等）的研制进入新的发展阶段。

2. 人工自动免疫的特点　人工自动免疫输入的物质是抗原，进入机体后需经过一段时间的应答，故免疫出现较慢，主要用于传染病的特异性预防。输入的抗原能较长时间刺激机体产生免疫力，因此免疫效果维持时间较长，一般可维持数月至数年。

知识拓展

子宫颈癌疫苗

研究显示，每年全球范围内死于子宫颈癌的女性人数超过 25 万，因感染人乳头状瘤病毒 HPV16 和 HPV18 病毒而引起子宫颈癌的病例数占整体女性发病率的 70% 以上。美国已研制成功癌症疫苗，预防由 HPV6、11、16 和 18 型引起的子宫颈癌，可用于由该病毒引起的子宫颈癌，适用于 10 至 45 岁女性，于 6 个月内分 3 次肌内注射。这是人类首次真正尝试通过疫苗将一种癌症彻底消除。

（二）人工被动免疫

人工被动免疫指给机体输入抗体等制剂使机体获得特异性免疫力的方法。

1. 人工被动免疫常用生物制品

（1）抗毒素　常用类毒素多次免疫马，待其体内产生高效价抗体后，采血分离血清，纯化提取免疫球蛋白制成。抗毒素可中和外毒素的毒性作用，如白喉抗毒素、破伤风抗毒素等，可用于外毒素所致疾病的治疗和紧急预防。

（2）人血浆丙种球蛋白　是从正常人血浆或健康产妇胎盘血中分离制成。主要用于免疫功能较低的人群，达到防止发病、缩短病程或减轻症状的目的。

（3）人特异性免疫球蛋白　来自某些传染病恢复期病人血浆中提取的特异性免疫球蛋白，或接受疫苗和类毒素免疫者血浆中提取的高效价特异性抗体。可用于过敏体质、特定病原微生物感染（如乙型肝炎免疫球蛋白）及丙种球蛋白疗效不佳的疾病。

2. 人工被动免疫的特点　人工被动免疫输入的是抗体等物质，进入机体后立即产生免疫效果，主要用于疾病的治疗或紧急预防。但输入的抗体在体内留存时间短，故人工被动免疫效果维持时间短，一般维持 2 ~ 3 周。

人工自动免疫和人工被动免疫的比较见表 21-1。

表 21-1 人工自动免疫和人工被动免疫的比较

	人工自动免疫	人工被动免疫
输入物质	抗原（疫苗、类毒素等）	抗体（抗毒素、丙种球蛋白等）
免疫出现时间	慢，2~3周	快（输入立即生效）
免疫维持时间	数月~数年	2~3周
主要用途	特异性预防	治疗或紧急预防

二、计划免疫

计划免疫是根据某些特定传染病的疫情监测和人群免疫状况分析，按照规定的程序有计划地进行人群预防接种，以提高人群免疫水平，达到控制以至消灭相应传染病的重要措施。

免疫程序包括儿童基础免疫、成人及特殊职业、特殊地区人群的免疫程序。我国制定了周密的各种疫苗的基础免疫程序，以有效预防儿童常见传染病，一般包括每一个儿童需要接种的疫苗的种类、次数，初次接种的月龄及年龄，间隔时间，接种剂量等。我国目前推荐的儿童计划免疫程序见表 21-2。

表 21-2 我国计划免疫程序表

接种时间	疫苗
出生时	卡介苗，乙肝疫苗1
1个月	乙肝疫苗2
2个月	脊髓灰质炎疫苗1
3个月	脊髓灰质炎疫苗2，百白破1
4个月	脊髓灰质炎疫苗3，百白破2
5个月	百白破3
6个月	乙肝疫苗3
8个月	麻疹疫苗
1.5~2岁	百白破4
4岁	脊髓灰质炎疫苗
7岁	麻疹疫苗、卡介苗、白喉破伤风二联疫苗
12岁	卡介苗

同步训练

1. 人工自动免疫向机体输入 _____ 、_____ 等抗原性物质，免疫力出现的时间 _____ ，维持时间 _____ ，多用于 _____ 。

2. E 花环试验可用于检测 _____ 细胞的数量。

3. 人工被动免疫向机体输入 _____ 或 _____ 等免疫活性物质，免疫力出现的时间 _____ ，维持时间 _____ ，多用于 _____ 和 _____ 。

4. 类毒素 _____ 毒性，_____ 免疫原性，可刺激机体产生 _____ 。

5. 比较人工自动免疫和人工被动免疫的不同特点。

附篇 实验指导

实验目的与要求

病原生物与免疫学基础实验教学的目的是：熟悉和掌握本学科的基本实验技能，加深对基本理论和基本知识的理解；通过无菌操作，建立无菌观念；培养学生的动手能力、观察能力、分析问题和解决问题的能力，使学生养成实事求是的工作态度和科学严谨的工作作风，为今后的临床实践打下扎实的基础。实验教学形式分教师示教和学生操作两种。

为了提高实验课教学效果，要求学生必须做到以下几点：

1. 每次实验课前务必做好预习，预写实验报告，明确实验目的、原理、内容、方法、操作中应注意的问题等。

2. 在实验过程中，严格按照实习指导规定的步骤，依次进行，不急不躁，避免或减少错误的发生。

3. 必须真实地记录实验结果，如出现与理论不符的情况，要认真进行分析，查找原因，得出结论。实验完成后，要及时写出实验报告。

实验室规则

1. 进入实验室前必须穿好工作服，系好衣扣和袖口，戴好工作帽。离开实验室时，脱下工作衣帽反折后带出，必须用肥皂或消毒液把手洗净。

2. 进入实验室只带必要的文具、实习指导、实验报告，其他物品一律不准带入。

3. 实验室内严禁吸烟、饮食或把笔、纸片等含于口内。

4. 实验室内要保持安静、整洁。严禁喧哗，每次实验结束后，所用物品必须放回原处，整理清洁桌面。

5. 凡具有传染性的培养基、带菌材料、器具等，必须按要求进行消毒灭菌处理，不得随便乱放或用水冲洗。未经许可不得将实验室内的任何物品带出室外。

6. 实验过程中一旦发生意外，如吸入菌液、划破皮肤、细菌污染实验台或地面等，应立即报告指导教师，由教师指导及时处理，不得擅自处理或不报告。

7. 要爱护实验室公物，注意节约水、电和实验材料。不准随意调试培养箱、水浴锅、电冰箱等实验设备。

8. 每次实验课后，由值日生负责搞好卫生，关好水、电、门窗。

实验一 细菌的形态、结构与形态学检查方法

一、显微镜油镜的使用及保护方法（操作）

【目的】
掌握显微镜油镜的使用与保护方法。

【材料】
显微镜、香柏油、二甲苯、擦镜纸。

【方法】
1. **显微镜的构造** 显微镜的构造按其作用分为机械和光学两部分：

（1）机械部分

镜筒：是光线的通路，上端装目镜，下端与物镜转换器相连。

物镜转换器：是镜筒下方的一个圆盘结构，用以安装不同放大倍数的物镜，可按顺时针或逆时针方向旋转，又称旋转盘。

镜臂：是支持镜筒和镜台的结构，也是显微镜的握持部。

载物台：是放置被检标本玻片的平台，中央有通光孔，上有标本推进器（带有固定夹），用以固定和移动标本。

调焦器：又称调焦螺旋，在镜台后方两侧，一般设有粗、细两个调焦螺旋，通过升降镜筒，调节物镜与被检标本之间的焦点距离。

镜柱：是连接镜臂与镜座的支柱。

镜座：是显微镜的基座，位于最底部。有的显微镜在镜座内装有光源。

（2）光学部分

目镜：安装在镜筒的上端，一般由两个透镜组成，其上刻有放大倍数，如 5×、10×、15×。

物镜：安装在物镜转换器上，有低倍镜（10×）、高倍镜（40× 或 45×）、油镜（90× 或 100×）。

聚光器及光圈：在载物台下方，调节视野明暗度。在聚光器下方有一调节螺旋，使其上升光线增强，反之光线变弱。光圈外侧有一小柄，旋转可使光圈孔径开大或缩小，以调节光线强弱。

反光镜：有平凹两面，可以自由转动，使光线反射到聚光器。

2. **显微镜的使用和保护方法**

（1）拿显微镜时，必须用右手紧握镜臂，左手托着镜座，平衡地将显微镜放置在

实验台（桌）上，位于自己身体的左前方，离桌子边缘10cm左右，右侧放记录本或绘图纸。

（2）使用显微镜时，必须端坐，勿使载物台倾斜，以防液体标本或香柏油流出。

（3）带光源的显微镜打开光源，用亮度调整旋钮调节光线强弱；以自然光为光源时，反光镜用平面；以灯光为光源时，反光镜用凹面。

（4）将玻片标本置载物台上，用推进器上的固定夹固定。先用低倍镜对好光线，然后使用油镜，升高聚光器并放大光圈。

（5）使用油镜观察时，先在玻片标本上加一滴香柏油，然后转动粗调节螺旋使镜筒慢慢下降至油镜头浸入油内，同时从侧面观察勿使油镜头与玻片相碰，以免损坏镜头。

（6）一边看目镜，一边向上慢慢转动粗螺旋，当看到物像后，再旋转细螺旋对焦，直至物像完全清晰为止。

油镜原理：由于油镜的透镜很小，光线自标本玻片透过进入空气时，有些光线因折射不能进入油镜透镜，射入透镜的光线较少，物像显现不清楚；若在标本玻片和油镜之间加上与玻璃折光率（n=1.520）相近的香柏油（n=1.515），即可减少光线的折射，进入油镜的光线较多，增加视野光亮度，提高分辨率，获得清晰物像（附图-1）。

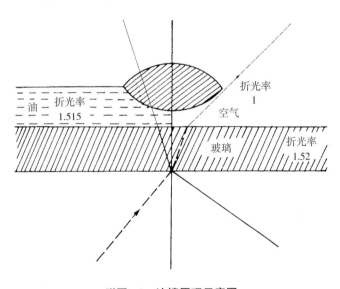

附图-1 油镜原理示意图

（7）油镜用完后，应以擦镜纸（切勿用手、布或其他纸类等）拭去香柏油，如油已干或透镜模糊不清时，可用擦镜纸浸蘸少许二甲苯擦净，并用干擦镜纸擦去二甲苯，以免透镜脱胶。然后将物镜转成"八"字形，下降镜筒和聚光器到底，用布罩好放入镜箱内。

（8）显微镜使用时要轻拿轻放，不能倾斜；不得任意拆卸显微镜上的任何零件，严禁随意拆卸物镜镜头。

（9）强酸、强碱、氯仿、乙醇、乙醚等均能脱漆或损坏机件，使用时应注意不能与其接触。

（10）显微镜平时置干燥处保存，以防止透镜受潮发霉，也要避免阳光直接照射。

【实验报告】

写出显微镜的使用和维护方法。

二、细菌的基本形态与特殊结构观察（示教）

【目的】

学会细菌的基本形态与特殊结构的观察。

【材料】

1. 革兰染色标本

（1）球菌　葡萄球菌、链球菌、脑膜炎奈瑟菌。

（2）杆菌　大肠埃希菌、痢疾志贺菌、炭疽芽胞杆菌、白喉棒状杆菌、结核分枝杆菌。

（3）螺形菌　水弧菌或霍乱弧菌。

2. 特殊染色标本

（1）荚膜　肺炎链球菌、产气荚膜梭菌。

（2）芽胞　破伤风芽胞梭菌、炭疽芽胞杆菌。

（3）鞭毛　变形杆菌、伤寒沙门菌。

【方法】

1. 细菌基本形态的观察　使用油镜观察上述革兰染色玻片标本，注意观察各菌的形态、大小、排列及染色性等。

2. 细菌特殊结构的观察　使用油镜观察上述特殊染色玻片标本，注意观察荚膜的位置、厚度及染色；芽胞的形状、大小、位置及染色；鞭毛的形态、数目及位置等。

【实验报告】

1. 绘出镜下所见细菌的基本形态图，并注明染色性。

2. 绘出镜下所见细菌的特殊结构图，并注明染色方法。

三、细菌形态学检查方法

（一）细菌涂片标本制备和革兰染色法（操作）

【目的】

掌握细菌涂片标本的制备及革兰染色方法。

【材料】

1. 菌种　表皮葡萄球菌和大肠埃希菌混合菌液。

2. 染液　革兰染色液一套（结晶紫染液、卢戈碘液、95%乙醇、稀释苯酚复红染液）。

3. 其他　接种环、载玻片、酒精灯、玻片夹、吸水纸、冲洗瓶、显微镜、香柏油、擦镜纸等。

【方法】

1.涂片 左手持菌液试管,右手持接种环在酒精灯火焰上烧灼灭菌,冷却后从试管中蘸取混合菌液 2～3 接种环,在洁净无脂的载玻片上均匀涂一直径约 1cm 的薄膜。将接种环烧灼灭菌。

2.干燥 涂片最好在室温下自然晾干,如欲加速干燥,也可把玻片置火焰上部 20cm 左右略加烘烤,但切勿将菌膜烤焦。

3.固定 用玻片夹夹住玻片一端在火焰中上部连续通过 3 次,目的是杀死细菌,并将细菌固定于玻片上,以免染色过程中被水冲掉。固定完毕待冷却后再进行染色。

4.染色

(1)初染 在固定好的细菌涂片上滴加结晶紫染液数滴,以全面覆盖菌膜为度,1 分钟后用水冲洗。

(2)媒染 滴加卢戈碘液数滴,1 分钟后用水冲洗。

(3)脱色 滴加 95% 乙醇数滴,轻轻摇动玻片,30 秒后用水冲洗。

(4)复染 滴加稀释苯酚复红染液数滴,1 分钟后用水冲洗。

(5)镜检 用吸水纸吸干玻片上的水,用油镜镜检。

5.结果 未被 95% 乙醇脱色仍保留紫色者为革兰阳性菌,而被 95% 乙醇脱色复染成红色者为革兰阴性菌。

【实验报告】

写出细菌涂片标本的制备过程和革兰染色的步骤,描述两种细菌的形态、排列及染色性。

(二)细菌不染色标本检查法(压滴法,示教)

【目的】

观察活的细菌形态及其运动情况。

【材料】

1.菌种 变形杆菌及葡萄球菌(8～12 小时培养)肉汤培养物。

2.其他 载玻片、盖玻片、镊子、酒精灯、接种环等。

【方法】

1.用玻璃铅笔在载玻片上画两个圆圈,并做标记;用接种环分别取变形杆菌及葡萄球菌液 2～3 环,放于相应的圈内。

2.用镊子夹着盖玻片,盖在菌液上。放置时,先使盖玻片一边接触菌液边缘,缓缓放下,以不产生气泡为准。

3.先用低倍镜观察,再用高倍镜或油镜观察。

【实验报告】

写出变形杆菌、葡萄球菌的运动情况。

实验二 细菌的分布与消毒灭菌

一、细菌的分布检查（操作）

【目的】

学会不同部位细菌的检查方法，树立严格的无菌操作观念。

【材料】

1. 琼脂平板、血平板。

2. 碘伏棉球、75% 乙醇棉球、灭菌咽拭子、镊子、接种环、酒精灯等。

【方法】

1. 空气中细菌检查 可分 5 组，每组取琼脂平板 1 个，分别置于实验室四角及中央，打开皿盖，暴露于空气中 10 分钟，盖好，在平皿底部做好标记，置 37℃培养箱中，18 ~ 24 小时后观察结果。

2. 咽部细菌检查 两人一组，取血平板 1 个，用玻璃铅笔将平板底部划分为二，互相用灭菌咽拭子采集咽部标本，将标本涂于血平板一边，再用接种环连续画线接种。在平皿底部做好标记，置 37℃培养箱中，18 ~ 24 小时后观察结果。

3. 皮肤细菌检查（亦属皮肤消毒实验） 两人一组，取琼脂平板 1 个，用玻璃铅笔将平板底部划分为 5 格，标明序号，分别用示指在皿内培养基表面轻轻按压 1 格，然后用碘伏或 75% 乙醇消毒同一手指后再轻轻按压 1 格，留 1 格对照，盖好盖，置 37℃培养箱中，18 ~ 24 小时后观察结果。

【实验报告】

1. 记录空气中细菌检查实验琼脂平板上生长的菌落数、菌落种类。

2. 记录咽部细菌检查实验琼脂平板上生长的菌落数、菌落种类。

3. 记录手指消毒前后琼脂平板上生长的菌落数、菌落种类。

二、消毒灭菌实验（示教、操作）

【目的】

掌握常用消毒灭菌器的使用方法，了解高温、紫外线的杀菌作用。

【材料】

1. 紫外线灯、水浴锅、高压蒸汽灭菌器、干热灭菌器。

2. 大肠埃希菌、枯草芽胞杆菌培养物。

3. 肉汤管、琼脂平板、接种环、灭菌镊子、酒精灯等。

【方法】

1. 热力灭菌实验（操作） 取 4 支肉汤管编号（1、2、3、4），将大肠埃希菌接种于 1、2 号管中，枯草芽胞杆菌接种于 3、4 号管中；然后将 1、3 号管放入水浴锅煮沸 5 ~ 10 分钟，最后将 4 支肉汤管置 37℃培养箱中，18 ~ 24 小时后观察结果。

2. 紫外线杀菌实验（示教）　取琼脂平板 1 个，密集画线接种大肠埃希菌，以无菌镊子把经灭菌的方形纸片贴于平板表面中央，开启皿盖的 2/3，置于紫外线灯下 20 ~ 30cm 处照射 30 分钟。除去纸片（消毒处理），盖好盖，置 37℃ 培养箱中，18 ~ 24 小时后观察结果。

3. 常用消毒灭菌器介绍

（1）高压蒸汽灭菌器（手提式、立式、卧式）　①构造：由双层金属圆筒和金属盖构成的蒸锅。两筒之间盛水，外筒坚厚，其上或前方有金属厚盖，盖旁有紧闭盖门的螺旋。并有排气阀门、安全阀门、压力表等装置（附图 –2）。②使用方法：加水至外筒（与内筒支架相平），被灭菌物品放入内筒（不宜过挤），盖好盖并用螺旋转紧。加热时打开排气阀门，使灭菌器内的冷空气全部排尽，否则压力表上所示压力与实际温度不符，导致灭菌不彻底。待冷空气排尽后，关闭排气阀，继续加热至压力达到所需标准（一般为103.4kPa），此时筒内温度为 121.3℃，调节热源，维持 15 ~ 20 分钟后，停止加热，待压力自行降至零后，慢慢开启排气阀，排完余气后开盖取物。但压力未下降至零时，切勿开盖，以免容器中的液体等喷出造成伤害。凡耐高温和潮湿的物品，如手术衣、手术器械、敷料、生理盐水、培养基、传染性污染物等都可应用本法灭菌。

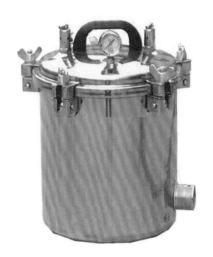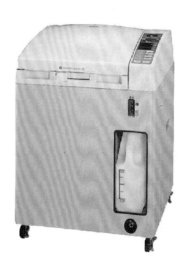

附图 –2　高压蒸汽灭菌器示意图

（2）干热灭菌器（干烤箱）　①构造：干烤箱是由双层铁板制成的方形金属箱。外壁内层装有石棉板，箱底或箱壁中装置电热线圈，内壁上有通气孔，门前有铁门及玻璃门。干烤箱上附有温度计和温度调节器。②使用方法：灭菌时打开通气口，加热至160℃ ~ 170℃（超过 180℃，棉塞、包装纸会被烧焦），保持 2 小时。待温度自然下降至 60℃ 以下时再开箱取物，以防玻璃器皿因温度骤变而破裂。适用于在高温下不变质、不损坏、不蒸发的物品，如玻璃器皿、瓷器、某些粉剂药物等的灭菌。

【实验报告】

写出高压蒸汽灭菌器和干热灭菌器的使用方法和适用范围。

三、细菌培养接种方法（操作）

【原理】

用接种环蘸取待检标本或细菌培养物，采用平板画线法或分区画线法分离细菌，使待检标本或细菌培养物中混杂的多个细菌分散生长，在画线的最后部分得到单个细菌，经 18～24 小时培养后即得到纯种菌落。分区画线法最常用。

【材料】

1. 菌种　葡萄球菌、大肠埃希菌等普通琼脂平板培养物，大肠埃希菌琼脂斜面菌种，混合菌液等。

2. 培养基　普通琼脂平板培养基，普通琼脂斜面培养基，普通肉膏汤培养基，半固体培养基。

3. 其他　接种环、接种针、酒精灯等。

【方法】

1. 平板画线接种法

（1）右手以持毛笔状握住接种环，在火焰上烧灼灭菌；待接种环冷却后，以无菌操作法蘸取 1 环混合菌液。

（2）左手持平板培养基，拇指、示指开启平皿盖，右手将取菌后的接种环在平板培养基表面一角涂布（接种环与培养基表面呈 45°角），作为第 1 区，约占平板表面的 1/4。

（3）再次灭菌接种环后，将平皿转动约 80°进行第 2 区划线。第 2 区划线与第 1 区画线开始相交 2～3 条，以后可不必相交。再烧灼接种环后进行第 3 区、第 4 区、第 5 区划线。

（4）接种完毕，烧灼接种环灭菌。平板底部做好标记（姓名、日期、标本名称等），倒置（平板底部向上）于 37℃培养箱经 24 小时培养后观察结果。

2. 液体培养基接种法　右手持接种环火焰灭菌后，挑取琼脂平板上菌落少许，左手持液体培养基试管底部，拔开液体培养基试管管口棉塞，烧灼灭菌试管口，将细菌接种于液体培养基内。灭菌管口和接种环，塞上棉塞，置 37℃恒温培养箱中培养 24 小时后观察结果。

3. 半固体培养基接种法　常用于检查细菌的动力和保存菌种。

（1）右手持接种针，火焰烧灼灭菌并冷却后，在琼脂平板上挑取菌落（大肠埃希菌）少许。

（2）左手持半固体培养基试管，右手拔取试管棉塞，并将管口火焰灭菌，将挑有不同细菌的接种针分别伸入试管内，垂直穿入半固体培养基中央，至试管底部上方约 5mm 处，接种针再按原穿刺路线退回。

（3）接种完毕，火焰烧灼灭菌接种针和试管口，塞好棉塞，注明标志，置 37℃恒温箱中培养 24 小时后观察结果。

【注意事项】

1. 严格无菌操作，培养基及接种环距离酒精灯不能太远；平皿盖开启不能太大，试管塞不能放置实验台面，避免污染。

2.平板画线接种时，画线时力量要适中，切勿划破培养基表面。

【实验报告】

叙述三种培养基生长现象。

四、药物敏感试验（示教、纸片法）

【目的】

了解抗生素的抑菌作用及其在临床上的意义。

【材料】

1.大肠埃希菌、表皮葡萄球菌液体培养物。

2.琼脂平板、接种环、镊子、各种抗生素药敏纸片（标有符号）、卡尺。

【方法】

1.取琼脂平板2个，用接种环分别取大肠埃希菌、表皮葡萄球菌液密集均匀画线接种。

2.待平板上菌液稍干后，用镊子蘸取95%乙醇在火焰上烧灼灭菌，冷却后夹取各种抗生素药敏纸片，贴在已接种好细菌的培养基表面，一次放好，不得移动。每取一种药敏纸片前均须先将镊子灭菌并冷却；每张药敏纸片中心间距应大于24mm，纸片中心距平板内缘不少于15mm。

3.将贴好药敏纸片的平板置37℃培养箱中，16～18小时后观察结果。若细菌对某种抗生素敏感，则在药敏纸片周围有一圈无细菌生长的区域，称抑菌环（附图-3）。用卡尺测量抑菌环直径，以mm整数报告。

4.结果报告：一般抑菌环的直径（包含纸片的直径）：＞17mm为敏感，15～16mm为中介，＜14mm为耐药。但某些细菌、某些药物的判读有特殊要求。

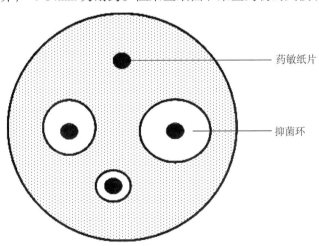

附图 -3　药物敏感试验结果

【实验报告】

记录大肠埃希菌、表皮葡萄球菌的药物敏感试验结果并说明临床意义。

实验三　常见病原性细菌及其他微生物形态观察

一、常见病原性细菌形态观察（示教）

【目的】

了解常见病原性细菌的形态、染色性及特殊结构。

【材料】

1.葡萄球菌、链球菌、脑膜炎奈瑟菌、淋病奈瑟菌、大肠埃希菌、伤寒沙门菌、痢疾志贺菌、霍乱弧菌、铜绿假单胞菌标本片。

2.肺炎链球菌荚膜、白喉棒状杆菌异染颗粒标本片。

3.炭疽杆菌、破伤风梭菌、产气荚膜梭菌芽胞特殊染色标本片。

4.结核分枝杆菌抗酸染色标本片。

【方法】

油镜下观察。

【实验报告】

绘出常见病原性细菌形态图。

二、病毒及其他微生物形态观察（示教）

【目的】

1.了解病毒包涵体形态特点。

2.了解螺旋体及真菌的形态及染色特性。

【材料】

1.狂犬病毒包涵体标本片。

2.钩端螺旋体、梅毒螺旋体标本片。

3.白假丝酵母菌、皮肤癣真菌标本片。

【方法】

油镜或高倍镜下观察。

【实验报告】

绘出狂犬病毒包涵体、钩端螺旋体、梅毒螺旋体、白假丝酵母菌、皮肤癣菌形态图。

实验四　寄生虫学实验

一、人体常见寄生虫虫卵观察（示教）

【目的】

1.学会人体常见寄生虫虫卵观察。

2.熟悉人体常见寄生虫虫卵的形态特征。

【材料】

虫卵标本片 蛔虫卵、钩虫卵、蛲虫卵、肝吸虫卵、肺吸虫卵、日本血吸虫卵、绦虫卵。

【方法】

显微镜下观察：蛔虫卵、钩虫卵、蛲虫卵、肝吸虫卵、肺吸虫卵、日本血吸虫卵、绦虫卵标本片。注意虫卵的形状、大小、颜色、卵壳和卵内构造（附表 −1）。

附表 −1　人体常见寄生虫虫卵鉴别要点

虫卵名称	形状	颜色	卵壳	卵盖	内容物
受精蛔虫卵	宽椭圆	棕黄色	厚	无	一个卵细胞、两端有新月形间隙
未受精蛔虫卵	长椭圆	黄色	薄	无	多个大小不等的卵黄颗粒
钩虫卵	椭圆	无色	薄	无	卵内细胞4～8个，周围环形空隙
蛲虫卵	不对称椭圆形	无色	厚	无	幼虫
肝吸虫卵	芝麻粒状	黄褐色	厚	明显	毛蚴
肺吸虫卵	椭圆	金黄色	厚薄不均	大而明显	一个卵细胞和多个卵黄细胞
血吸虫卵	椭圆	淡黄色	薄	无	毛蚴
绦虫卵	近似球形	棕黄色	较薄	无	六钩蚴

【实验报告】

绘出蛔虫卵、蛲虫卵、钩虫卵、肝吸虫卵、肺吸虫卵、日本血吸虫卵、绦虫卵的镜下形态。

二、人体常见寄生虫成虫、幼虫观察（示教）

【目的】

学会人体常见寄生虫成虫、幼虫观察。

【材料】

1.蛔虫、钩虫、蛲虫、肝吸虫、肺吸虫、日本血吸虫成虫瓶装标本。

2.班氏微丝蚴与马来微丝蚴、间日疟原虫、阴道毛滴虫玻片标本。

3.链状带绦虫成虫、肥胖带绦虫成虫、猪囊尾蚴、牛囊尾蚴、棘球蚴瓶装标本。

4.链状带绦虫头节及孕节、肥胖带绦虫头节及孕节染色标本。

【方法】

1.肉眼观察蛔虫、钩虫、蛲虫成虫标本，注意其形态、颜色、大小及雌雄虫的区别；观察肝吸虫、肺吸虫、日本血吸虫成虫标本，注意各形态、颜色、大小、吸盘；日本血吸虫的雌雄合抱状态。

2.镜下观察班氏微丝蚴与马来微丝蚴、间日疟原虫、阴道毛滴虫形态。

3.肉眼观察链状带绦虫成虫、肥胖带绦虫成虫、猪囊尾蚴、牛囊尾蚴、棘球蚴标本。

4.镜下观察链状带绦虫头节及孕节、肥胖带绦虫头节及孕节的结构，注意二者区别。

【实验报告】

1. 写出蛔虫、钩虫、蛲虫、肝吸虫、肺吸虫、日本血吸虫成虫的寄生部位。

2. 绘出班氏微丝蚴与马来微丝蚴、间日疟原虫、利杜体、阴道毛滴虫标本镜下形态。

3. 绘出链状带绦虫头节及孕节、肥胖带绦虫头节及孕节的镜下结构。

三、吸虫中间宿主观察（示教）

【目的】

学会常见吸虫中间宿主观察。

【材料】

肝吸虫、肺吸虫、日本血吸虫的中间宿主标本。

【方法】

肉眼观察：肝吸虫的第一中间宿主（豆螺、沼螺），第二中间宿主（淡水鱼、虾）；肺吸虫的第一中间宿主（川卷螺），第二中间宿主（溪蟹及蝲蛄）；日本血吸虫的中间宿主（钉螺）的形态特征。

【实验报告】

说出中间宿主与疾病流行的关系。

四、人体寄生虫虫卵的常见检查方法（示教）

【目的】

掌握人体寄生虫虫卵的常见检查方法。

【材料】

显微镜、竹签、载玻片、盖玻片、透明胶纸、漂浮瓶、生理盐水、饱和盐水、粪便标本等。

【方法】

1. **粪便直接涂片法**　取洁净载玻片 1 张，在其中央滴加生理盐水 1～2 滴，用竹签挑取火柴头大小的粪便于生理盐水中混匀，将粪液扩展成 2cm×3cm 均匀薄膜，厚度以透过涂片能辨认字迹为宜。先用低倍镜检查，必要时换用高倍镜。镜检时按阅读的顺序移动视野，以免漏检。每份粪便应涂片 3 张以提高检出率。鉴别虫卵要从卵的外形、大小、颜色、卵壳的厚薄、内容物 5 个方面区别。

2. **粪便饱和盐水漂浮法**　用竹签挑取黄豆大小的粪便，置于盛有少量饱和盐水的漂浮瓶中，充分搅匀，再加饱和盐水至瓶口，将满时，改用滴管，滴加至略高于瓶口，但不外溢为止。取洁净载玻片 1 张盖在瓶口上，静置 15 分钟后，将载玻片提起并迅速翻转，覆以盖玻片，置镜下检查。

3. **透明胶纸法**　取大小约 2cm×6cm 的透明胶带纸贴于载玻片上备用。检查时将胶纸掀起，用胶面黏擦肛门周围皮肤，取下胶纸，将有胶面平贴玻片上，镜检。此法为检查蛲虫卵最常用的方法。检查应在晚上或早晨大便之前进行，以提高检出率。

【实验报告】

记录粪便直接涂片法、粪便饱和盐水漂浮法的实验结果。

实验五　免疫学实验

一、豚鼠过敏反应（示教）

【目的】

观察豚鼠过敏性休克的现象，并能解释其原因。

【材料】

1. 豚鼠、马血清、鸡蛋清。

2. 无菌注射器、解剖器械。

【方法】

1. 取健康豚鼠 2 只（标明 1、2 号）分别于皮下注射 1∶10 稀释的马血清 0.1ml，使之致敏。

2. 14 天后，1 号豚鼠心脏内注射马血清 1～2ml，2 号豚鼠心脏内注射鸡蛋清 1～2ml。

3. 注射后，注意观察 2 只豚鼠的反应。

4. 结果：1 号豚鼠发生超敏反应，注射后数分钟，出现不安、抓鼻、咳嗽、耸毛、呼吸困难、大小便失禁、痉挛性跳跃、站立不稳、行走困难，最后窒息而死亡。解剖可见肺气肿、气管内分泌物增加。2 号豚鼠应不出现任何异常现象。

【实验报告】

记录 1 号豚鼠的发病情况和肺脏变化，以及 2 号豚鼠的反应情况，并分析原因。

二、抗原抗体反应（操作、示教）

【目的】

1. 学会玻片凝集试验的操作。

2. 观察 ELISA 双抗夹心法的操作过程，并能解释其结果。

【材料】

1. 血型标准诊断血清、载玻片、采血针、消毒棉球等。

2. HBsAg 测定专用试剂盒、HBsAg 阳性血清、HBsAg 阴性血清等。

【方法】

1. 玻片直接凝集试验（操作）

（1）取清洁的玻片 1 张，用蜡笔画 2 个圆圈分别标记抗 A 和抗 B。在玻片对应位置分别滴加抗 A、抗 B 标准血清各 1 滴。

（2）用酒精消毒无名指后采血 1 滴，放入含 0.2ml 无菌生理盐水的试管中，混匀。

（3）用滴管分别滴入抗 A、抗 B 血清中，再用牙签一端与抗 A 血清混匀，另一端与抗 B 血清混匀。静置约 3 分钟后，观察结果。红细胞凝集成块者为阳性，无凝集者为阴性（附表 –2）。

附表 –2   血型鉴定试验的结果与血型

血型	抗 A 血清	抗 B 血清
A 型	凝集	不凝集
B 型	不凝集	凝集
AB 型	凝集	凝集
O 型	不凝集	不凝集

2.HBsAg 检测（ELISA）（示教）

（1）取用抗 HBs 包被微量反应板，加标本每孔 50μm，阳性对照、阴性对照各设 1 个，分别加阳性标本、阴性标本各每孔 50μm。置 37℃水浴 30 分钟。

（2）甩去各孔内液体，在滤纸上拍干。用洗涤液洗板 6 次，每次拍干。

（3）加酶标记抗体（抗 HBs– 酶）每孔 50μm，置 37℃水浴 30 分钟。

（4）洗板 6 次（同前）。

（5）加酶底物每孔 50μm，置 37℃水浴 10 分钟。

（6）加终止液（2mol/L H_2SO_4）每孔 50μm，终止酶反应。

（7）观察显色情况。

（8）结果：阳性对照孔应呈现棕黄色，阴性对照孔无色；标本孔若出现棕黄色为阳性，反之阴性。

【实验报告】

1. 记录玻片直接凝集试验结果，并说明原理。

2. 记录 HBsAg 检测结果。

附　录

附录一　常见病原性细菌

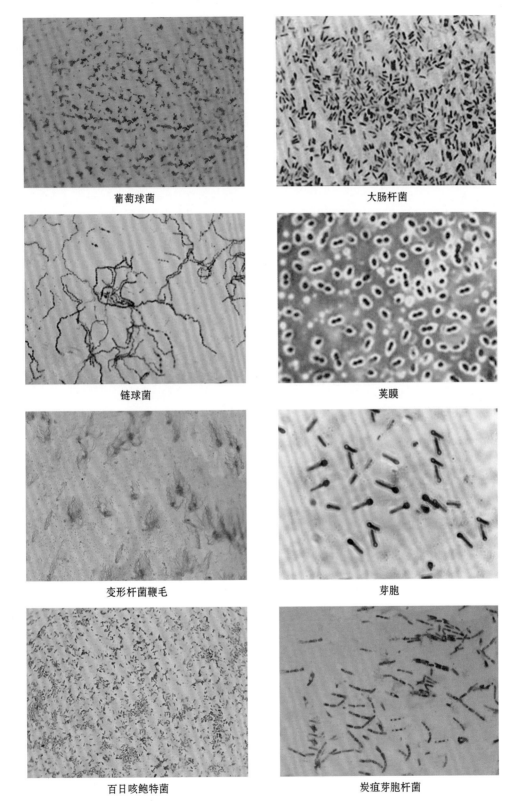

葡萄球菌

大肠杆菌

链球菌

荚膜

变形杆菌鞭毛

芽胞

百日咳鲍特菌

炭疽芽胞杆菌

附录二　常见病原微生物

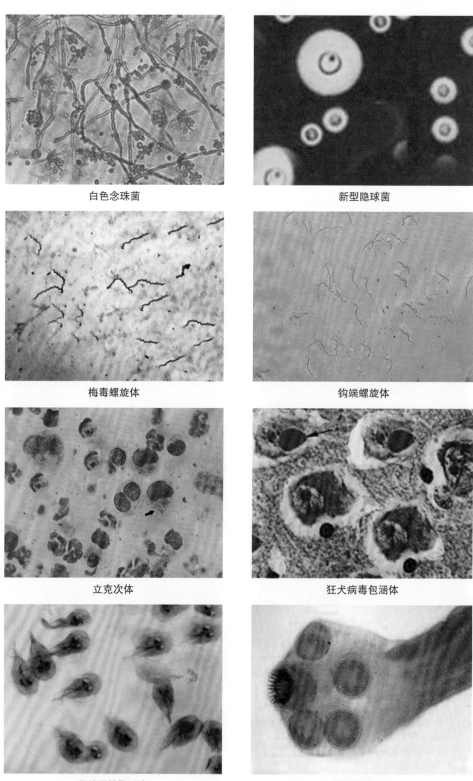

白色念珠菌

新型隐球菌

梅毒螺旋体

钩端螺旋体

立克次体

狂犬病毒包涵体

蓝氏贾第鞭毛虫

猪带绦虫头节

附录三　四种人体疟原虫形态

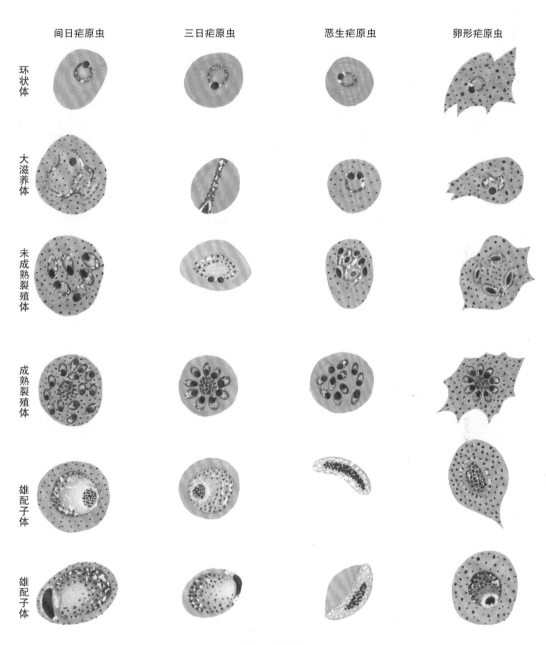

（薄片，吉氏液染色）

附录四　常见人体寄生虫虫卵形态

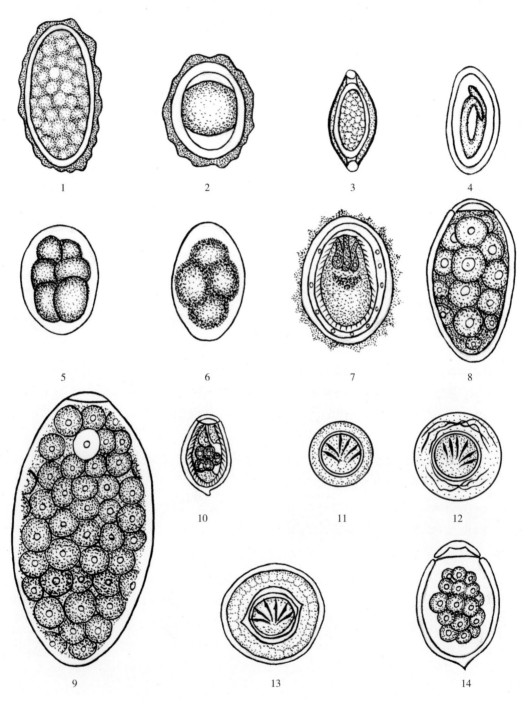

1. 未受精蛔虫卵；2. 受精蛔虫卵；3. 鞭虫卵；4. 蛲虫卵；5、6 钩虫卵
7. 日本血吸虫虫卵；8. 卫氏并殖吸虫卵；9. 布氏姜片虫卵；10. 华枝睾吸虫卵
11. 带绦虫卵；12. 微小膜壳绦虫卵；13. 缩小膜壳绦虫卵；14. 阔节裂头绦虫卵

主要参考书目

1. 杨黎青.免疫学基础与病原生物学.第2版.北京：中国中医药出版社，2007

2. 王易，袁嘉丽.免疫学基础与病原生物学.第3版.北京：中国中医药出版社，2012

3. 张卓然.医学微生物学和免疫学.第4版.北京:人民卫生出版社，2000

4. 尹燕双.寄生虫检验技术.北京:人民卫生出版社，2002

5. 姚秀缤.病原生物与免疫学基础.北京:人民卫生出版社，2004

6. 许正敏.病原生物与免疫学基础.第6版.北京:人民卫生出版社，2005

7. 白惠卿.医学免疫学与微生物学.第3版.北京:北京大学医学出版社，2005

8. 周正任.医学微生物学. 第6版.北京:人民卫生出版社，2006

9. 刘运德.微生物学检验.第2版.北京:人民卫生出版社，2006

10. 陈兴保.病原生物学和免疫学.第5版.北京:人民卫生出版社，2006

11. 肖运本.免疫学基础与病原生物学.第3版.北京:人民卫生出版社，2007

12. 张金来.病原生物与免疫学基础.第2版.北京:人民卫生出版社，2007

13. 蔺淑芳.病原生物与免疫学基础.北京:中国科学技术出版社，2008

14. 金伯泉.医学免疫学. 第5版.北京:人民卫生出版社，2011

15. 吕瑞芳.病原生物与免疫学基础.第2版.北京:人民卫生出版社，2011

16. 郭积燕.微生物检验技术.第2版.北京:人民卫生出版社，2009

17. 贾文祥.医学微生物学. 第2版.北京:人民卫生出版社，2010